五大核心处方助力心脏康复

营养处方

名誉主编　胡大一

主　　编　孟晓萍　江　巍

副 主 编　吴金荣　胡才友　陈桂兰　张　兰　张斯斯

编　　委（按姓氏笔画排序）

马　欢　申晓彧　冯　星　朱利月　任爱华
刘美霞　许　滔　李　傲　李亚莉　李秀丽
李桂华　李晓川　杨　莉　杨　雪　吴小冬
张　扬　张存泰　张树峰　张静娴　陈　健
陈　涛　岳　爽　郑慧阳　孟宇博　孟海燕
秦如洁　耿庆山　党晓晶　晋　军　晏梓宴
铁　新　徐俊波　黄　涵　曹爱红　梁锦铭
梁聪颖　葛久欣　董少红　谢　萍　薛锦儒

人民卫生出版社

·北　京·

图书在版编目（CIP）数据

五大核心处方助力心脏康复. 营养处方 / 孟晓萍，江巍主编. —北京：人民卫生出版社，2024.4

ISBN 978-7-117-35615-2

Ⅰ. ①五… Ⅱ. ①孟… ②江… Ⅲ. ①心脏病—药物疗法—康复医学—普及读物 Ⅳ. ①R541.09-49

中国国家版本馆 CIP 数据核字（2023）第 222538 号

人卫智网	www.ipmph.com	医学教育、学术、考试、健康，购书智慧智能综合服务平台
人卫官网	www.pmph.com	人卫官方资讯发布平台

五大核心处方助力心脏康复：营养处方

Wu Da Hexin Chufang Zhuli Xinzang Kangfu：Yingyang Chufang

主　　编：孟晓萍　江　巍

出版发行：人民卫生出版社（中继线 010-59780011）

地　　址：北京市朝阳区潘家园南里 19 号

邮　　编：100021

E - mail：pmph @ pmph.com

购书热线：010-59787592　010-59787584　010-65264830

印　　刷：廊坊一二〇六印刷厂

经　　销：新华书店

开　　本：889 × 1194　1/32　　印张：5.5

字　　数：128 千字

版　　次：2024 年 4 月第 1 版

印　　次：2024 年 4 月第 1 次印刷

标准书号：ISBN 978-7-117-35615-2

定　　价：30.00 元

打击盗版举报电话：010-59787491　E-mail：WQ @ pmph.com

质量问题联系电话：010-59787234　E-mail：zhiliang @ pmph.com

数字融合服务电话：4001118166　E-mail：zengzhi @ pmph.com

序

2012年我们一起走向中国心脏康复事业的新征程，11年过去了，我们始终不忘“时时考虑患者利益，一切为了人民健康”的宗旨和初心。将心脏康复拓展为心肺（肾）预防与康复的大平台，目的是从根本上扭转和改变当时医疗机构及其从业人员火烧中段、两头不管，以及只治不防、越治越忙的被动局面，改变被动、碎片化的医疗模式，推动“以治病为中心”向“以人民健康为中心”的伟大战略转移。我们与时俱进，创新性地提出“五大处方”的全面综合管理，将双心医学、体医融合等关乎人民健康的重大问题有机融入我国心肺（肾）预防与康复方案。第一次制定了符合我国国情的心肺预防康复行业标准，并且利用国家卫健委的全国心血管疾病管理能力评估与提升工程（CDQI）项目，分期、分批做国家标准化心脏康复中心、培训基地和示范中心的认证。我们的团队是全国心血管疾病管理能力评估与提升工程项目认证的五大中心中工作最实、最好，也是最有活力、最具影响力的团队。

我们精心设计了国际一流的数据注册平台，为我国心肺（肾）预防与康复事业的可持续发展提供数据与证据支撑，也为开展相关科研工作提供了支持，并且为与国际接轨奠定了基础。我们与国际心肺预防与康复学术机构——美国梅奥医院、日本仙台群马医院等名院、名校建立了学术交流和人才培养的机制。我们组织我国从事心肺预防与康复事业的骨干到美国梅奥医院进修学习，到日本和德国留学，让大家打开了眼界，明确了方向，提升了水平。

在实践中我们发现，心脏康复“五大处方”的落地还存在许多问题。运动处方注重患者安全，但在如何体现“运动是良药”的效果方面还有欠缺。其他 4 个处方，也需要通过更深入的培训以提升处方质量。我们边实践，边学习，努力探索符合我国国情的心脏康复事业的规律，我们认为需要编写一套心脏康复“五大处方”丛书，为从事心脏康复的医务工作者提供整体性的指导。我们组织了国内心脏康复的专家撰写，这本书具有先进性和实用性，相信能对我们心脏康复的“五大处方”有临床指导的意义。

前途是光明的，道路是曲折的。革命尚未成功，同志仍需努力！

在此，向 11 年来所有为我国预防与康复事业努力奋斗、甘于奉献、勇于探索的各界朋友们及参与编写此书的专家们致以崇高的敬意！

2023 年 3 月

前言

心脏康复是心血管内科的一门分支，是心血管治疗体系中重要的组成部分，对心脏病的患者心脏康复是十分必要的，提高患者的生活质量，有效地减少心血管疾病的发病率及死亡率。我国的心脏康复事业在胡大一老师的带领下经过十一年的“抗战”取得了阶段性的胜利，心脏康复以星火燎原之势在全国蓬勃发展。这十一年是我们奋斗实践的十一年，是中国心脏康复快速发展的十一年，也是硕果累累的十一年。我们国家心脏康复事业从小到大，从弱到强，从2012年6家心脏康复中心发展为现在的346家国家标准化心脏康复中心，这十一年我们积极探索中国心脏康复的发展模式，建立了心脏康复的有效模式——心内科心脏康复一体化的模式，使心脏康复的发展步伐迈得更大。胡大一教授把“五大处方”融于心脏康复的治疗中，“五大处方”成为我们心脏康复的核心，包括药物处方、运动处方、营养处方、心理处方和戒烟处方。帮助心脏康复患者提高了生活质量，回归正常社会生活，使心绞痛，心肌梗死，及心血管事件明显下降。“五大处方”具有广泛的实用性，不仅适用于心脏康复，对于其他领域的治疗也是非常适用的。

在落实五大处方实践中，我们认为各心脏康复中心还有一定的差距，为了更好地使心脏康复为患者服务，更好地把“五大处方”落地，我们组织专家编写了一套教科书，这套教科书不仅适合三甲医院的医生，也适合基层心脏康复医生。一共五册，本册是营养处方。

在实践中，我们发现五大处方的落地还有许多问题，尤其是营养处方，医生本身对营养知识有所欠缺，患者对营养处方的重视程度也不高。营养对于人的健康非常重要，合理的饮食对心血管疾病的预防有很大的意义，这就需要医患双方共同学习。在实践中，我们体会到营养处方并不是仅靠营养师，而是每位医生都应该掌握，并对患者进行营养知识的宣教。希望这本书能够给临床医生在营养治疗上提供有益的借鉴。

孟晓萍

2023 年 4 月

目录

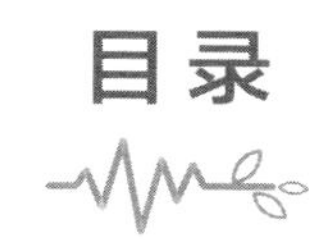

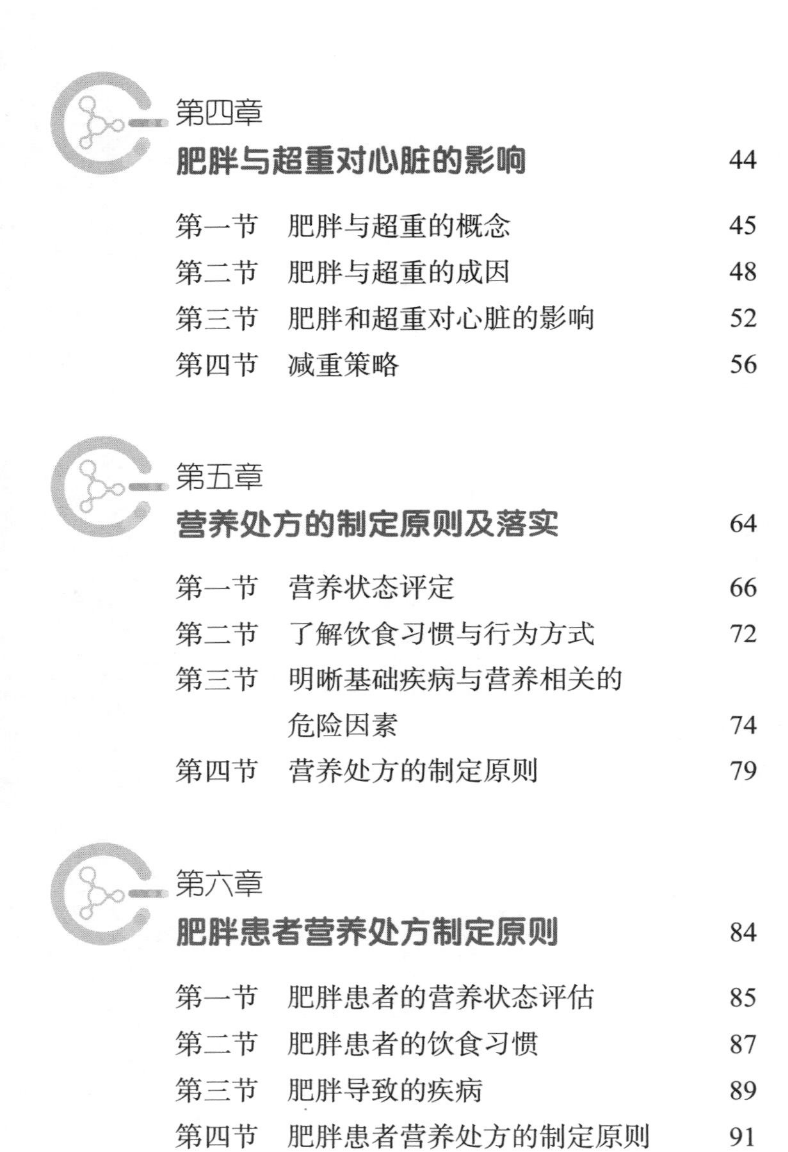

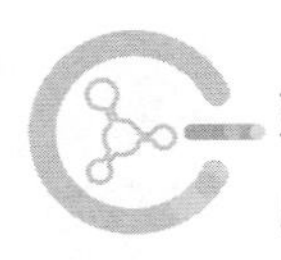

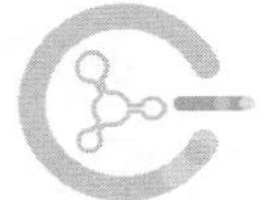

第一章 营养与健康概论

“营养”一词从字义上解读，“营”指经营、管理、谋求；“养”指培植、养护、滋补、身心休息等，引申为对身体有益的成分，如“养分”“养料”“给养”。因此，营养（nutrition）指机体通过摄取和利用食物，从外界获取营养物质来维持机体生理功能、满足生命活动所需能量的过程。对于人类而言，为了维持生长、发育、代谢、调节等生命活动和各种生理功能的需要，摄取和利用食物的生物学过程称为营养。

摄取食物是人类作为动物的本能。然而，如何才能趋利避害、正确选择有益的食物，充分利用各种食物中的营养成分，规避对人体健康不利的食物，更好地满足人体所需呢？研究营养生物学过程及其有关因素的学科称为营养学，是生物学的分支学科。营养过程贯穿人体生命活动全程，具有高度的生理重要性。

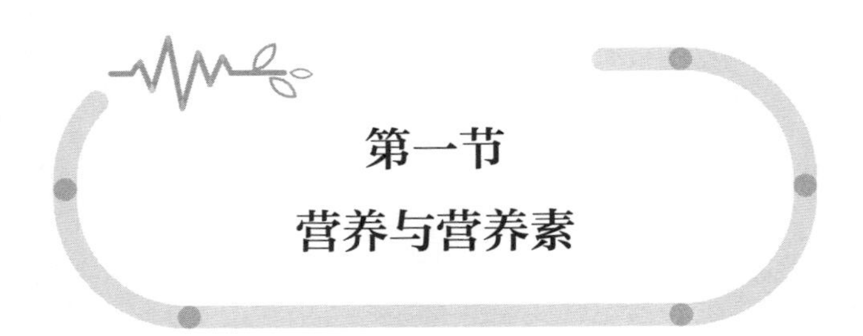

第一节 营养与营养素

营养是生命的物质基础。人体的营养摄入过程是从外界摄取食物，在体内消化、吸收和利用其中有益物质作为身体养料的过程。食物中能被人体消化、吸收、利用的有益物质，称之为营养素（nutrient），即具有营养功能的物质。按化学性质进行分类，人体所需的营养素主要分为七大类：蛋白质、碳水化合物、脂类、矿物质（无机盐）、维生素、水及膳食纤维。

因此，从概念来说，营养与营养素两个名词在词义上具有明显的差别。营养的概念描述的是一种生物学过程，而不是一种物质。评价良好的营养过程可以用“合理营养”“均衡营养”等词语，而日常生活中习称的某种食物“营养丰富”“营养缺乏”，实际上指的是营养素丰富、营养素缺乏，并非营养过程。营养与营养素又有着密不可分的联系。营养素是营养过程得以存在和实现的物质基础，在营养过程中处于核心位置，发挥关键生理功能作用。

第二节
营养素的重要生理功能

生物体具有许多共同的特征。第一，生物体具有共同的物质基础。地球上所有生物的基本组成物质中都有共同的生命大分子基础——蛋白质和核酸，其中蛋白质是生命活动的主要承担者，核酸则储存着遗传信息。第二，从结构基础上讲，除病毒以外的生物体都是由细胞构成的，细胞是生物体结构和功能的基本单位。第三，生物体的生活均需要一定的外界环境条件。生物体对外界环境都能产生一定的反应，既能适应周围的环境，也能影响环境。第四，生物体都有生长、发育和生殖的现象，以及遗传和变异的特征。在此基础上，各个物种得以存活、繁衍，又不断进化。

生物体的所有上述特征，都离不开新陈代谢。所谓新陈代谢（metabolism），即是生物体时刻不停地与周围环境进行物质和能量交换，从环境摄取营养物质将之转化为自身物质，同时将体内原有组分排到环境中，从而不断地用新物质（新）代替旧物质（陈）的不断更新的过程。新陈代谢是生命机器内部所进行的全部有序化学变化的总和。在整个生命活动过程中，生物体始终进行着新陈代谢。因此，新陈代谢被称为生物体最基本的特征。

新陈代谢的过程是生物体与环境之间不断进行物质和能量

交换的过程。通过这个过程提供的物质和能量，个体的生存、生长、发育、生殖和内环境稳定才能得以实现。而这一种从外界环境摄取物质和能量，随之在体内吸收利用的程序，就是营养过程。

新陈代谢的概念着重于“变化”，营养的概念则着重于“吸收利用”。新陈代谢与营养密不可分，没有营养就没有新陈代谢。对于人类而言，七大类营养素对人体产生的生理作用可总结为构成身体组织、提供能量、调节生理活动三大功能，这三大生理功能无不与新陈代谢息息相关。

❶ **构成身体组织** 新陈代谢包括合成代谢和分解代谢两个过程。合成代谢是简单分子（营养素）进入生物体内，参与一系列化学反应，合成较大复杂分子并转化为生物体自身物质的过程。从化学结构来看，生物体是由蛋白质、脂类、碳水化合物、矿物质、水和维生素组成的。以人体为例，肌肉主要由水和蛋白质构成；骨骼主要成分为矿物质，其次为水和蛋白质；血液主要成分为水，其次为相当数量的蛋白质；脂类是细胞膜结构的重要组成成分、体内各种激素的合成原料，也是人体脏器的保护层。因此，人体的整体构成成分主要是水分，其次是蛋白质和脂肪等。营养素是构成身体组织的物质基础，也是生物体化学反应、新陈代谢的底物。

❷ **提供能量** 新陈代谢中的合成代谢是一种需要能量的反应过程。营养素作为底物，从自然环境中被摄取进入生物体内，通过合成和分解这两个过程不停地进行物质与能量转换，最后以代谢产物“废料”的形式重回大自然。生命机器这个“工厂”的“生产运营”过程中所用到的所有能量，同样也是由营养素提供的。

新陈代谢的第二个过程——分解代谢，即是体内的糖原、蛋白质和脂肪等大分子物质降解为小分子物质，并产生能量的代谢过程。碳水化合物、蛋白质和脂肪通过营养过程进入生物体，在体内代谢和储存，根据机体需要而释放其能量以供维持新陈代谢使用，这三大营养物质被称为产能营养素（energy-yielding nutrient）。

❸ **调节生理活动** 有了底物和能量，生物体的新陈代谢化学反应还需要催化剂。蛋白质是酶、激素、抗体等的组成成分，维生素是部分酶的辅基，矿物盐是部分酶的激活剂，脂类、水等营养素都具有各自不同的调节生理活动的作用，膳食纤维则可增强肠道功能有利于粪便的排出。以上这些营养素都是生物体完成复杂的生命活动所需要的重要因子。

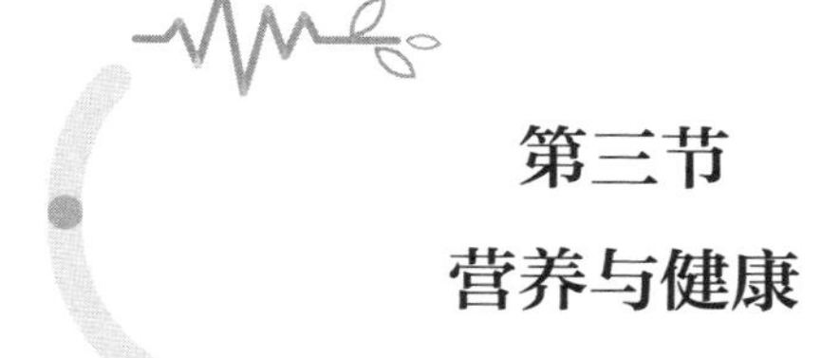

第三节
营养与健康

由于在人体一切生命活动中的重要作用，营养对于人体健康的影响显而易见。人类通过膳食来摄入营养素，可以说膳食是营养素的载体，是含有多种营养素的混合物。因此，营养主要以膳食的形式来影响人体健康。在整个生命周期中，膳食是人体生长发育和健康最直接且至关重要的因素。

长期合理地摄入膳食营养能够促进正常生长发育，维护健康体魄，提高机体免疫力，还可作为预防疾病的重要手段；而不合理地摄入膳食营养不仅会使机体衰弱，还可成为某些疾病的致病因素。例如，营养素摄入不足可导致人体营养不良，而某种营养素摄入过多或者长期营养素摄入配比不均衡（如高脂肪饮食、高碳水化合物膳食等）可能导致代谢性疾病、心血管疾病等慢性疾病，锌、钙、铁、维生素等营养素摄入不足也可能影响机体能量代谢，使人超重、肥胖。

一、食物种类与健康

《中国居民膳食指南科学研究报告（2021）》综合国内外大量研究证据显示，与主要健康结局风险降低相关的膳食营养因素有全谷物、蔬菜、水果、大豆及其制品、奶类及其制品、鱼肉、坚果、饮水（饮茶）等。

❶ **全谷物** 增加全谷物摄入可降低心血管疾病的发病风险。系统评价结果表明，与不吃或少吃全谷物人群相比较，每天摄入 3 份或 48～80 克全谷物的人群心血管疾病发病率可降低 21%。全谷物摄入的增加还与全因死亡率的降低，以及 2 型糖尿病、结直肠癌发病风险的降低相关。增加全谷物摄入，还有助于维持正常体重，延缓体重增长。

❷ **蔬菜和水果** 蔬菜摄入总量的增加，同样可降低心血管疾病、2 型糖尿病、肺癌等疾病的发病风险。其中，十字花科蔬菜摄入量的增加，可降低胃癌、乳腺癌、食管癌、结肠癌等肿瘤的发病风险。增加水果摄入量可降低心血管疾病、消化道肿瘤的发病风险。“蔬菜 + 水果”联合摄入，可降低心血管疾病的发病风险和死亡风险，并可降低肺癌的发病风险。

❸ **优质动植物蛋白** 大豆及大豆制品可降低心血管疾病发病风险，降低绝经期女性发生骨质疏松的风险。鱼肉摄入量的增加可降低全因死亡风险及脑卒中、中老年人痴呆及认知功能障碍的发病风险。奶类及奶制品与成年人骨质疏松、前列腺癌或乳腺癌的发病无关，但与儿童骨密度增加有关。

❹ **坚果类** 坚果类可降低成年人心血管疾病的发病风险和死亡风险，并可降低全因死亡风险。

❺ **水** 增加饮水可降低肾脏及泌尿系统感染的发生，降低肾脏及泌尿系统结石的发病风险。

与健康有关的主要结局风险升高相关联的膳食营养因素则是畜肉、烟熏肉类、酒、盐、糖和油脂等。例如，高脂肪摄入可增加人群肥胖风险，荟萃分析结果表明减少脂肪摄入有利于减轻体重（–1.4 千克），而高反式脂肪摄入会导致心血管疾病死亡风险升高 14%，剂量效应关系分析显示，每增加摄入 1% 来自反式脂肪的能量，心血管疾病死亡风险增加 6%。过多畜肉摄入会增加 2 型糖尿病、肥胖、结直肠癌的发病风险，烟熏肉摄入过多则与胃癌、食管癌发病风险增加相关。高钠盐饮食能够增加高血压、脑卒中、胃癌的发病风险，并增加全因死亡风险。过量摄入添加糖食物或含糖饮料，除了与龋齿相关外，还会增加儿童及成人的肥胖发病风险，以及成人 2 型糖尿病发病风险。酒精摄入过多，可导致肝损伤、痛风、结直肠癌、乳腺癌发病风险，过量饮酒同样会增加心血管疾病发病风险。

二、营养构型、膳食模式与健康

营养构型（nutritious pattern）是指人类摄入的膳食中主要营养素种类和数量的构成。适量且构成比例合理的营养素摄入，能起到维持机体健康、预防慢性疾病的作用。反之，如营养素摄入过多或摄入的营养素比例失调，则会对健康产生不利影响。由于膳食是营养素的载体，营养构型主要通过膳食模式来实现。

膳食模式（dietary pattern），又称膳食结构，指人类摄入的食物种类及其数量的相对构成。膳食模式通常是在一定时间内特定人群的饮食结构，包含摄入食物的种类、数量及比例关系。不同的膳食模式含有不同营养素（如蛋白质、脂肪、碳水化合物）的组成比例，由于不同的营养构成特点和可能的协同作用，膳食模式能够比单品类的食物或单个营养素摄入量的多少更全面地影响人类健康状况及疾病风险。研究表明，膳食模式如不合理、不平衡，可导致机体正常的生理功能和代谢发生紊乱，是肥胖、糖尿病、心血管疾病等慢性非传染性疾病（non-communicable chronic disease，NCD）发生的主要危险因素。

由于地域、出产、习俗等不同，世界各国的膳食模式和食物组成各有不同。其中，有几类以合理的能量摄入及比例组合，足量、丰富、多样的全谷物、蔬菜和水果，优质的蛋白质，以及较少的脂肪摄入为特点的膳食模式，可保证人体的生长发育，降低慢性疾病发病风险，维持身体健康，故冠以健康膳食模式之名。研究表明，健康膳食模式可降低高血压、糖尿病、心血管疾病和部分癌症的发病风险。

构成健康膳食模式的所有食物占比都应处于一个适当的能量水平。一般认为，健康膳食模式应包括来源于不同科目的各种蔬菜、豆类（大豆和杂豆）、水果、谷类（至少一半是全谷物）、脱脂或者低脂乳制品、淀粉类及各种富含蛋白质的食物，适量油脂，限制饱和脂肪酸、反式脂肪酸、添加糖和钠的摄入。

人体应该通过健康膳食模式来满足营养需求。营养素标准、膳食指南和具体食物指导以不同的角度和方式来规定和指导健康膳食，具体示例见图 1–1。在近期的相关研究和实践中，营养素标准、膳食指南和食物指导的制定和应用已经并轨。

在对健康膳食模式研究的基础上，为了向公众提供所需的营养保障，培养健康的饮食习惯和生活方式，以促进人群健康和预防慢性疾病，各国政府或权威机构根据营养学原理，结合本国居民膳食实践和营养状况发布的面向公众的食物选择和身体活动的指导，称为膳食指南（dietary guideline，DG）。膳食指南中有详细的膳食推荐或限制食用的食物类别，并提出膳食模式建议。通常把目前各国修订的膳食指南所建议的均衡膳食、平衡膳食、地中海饮食等膳食模式统称为“健康膳食模式”。

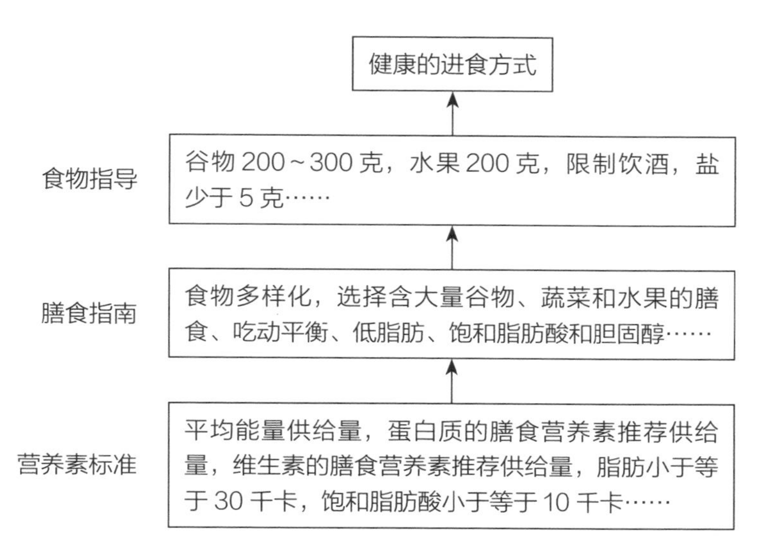

图 1-1　健康膳食的营养素标准、膳食指南和食物指导之间的关系

作为健康教育和公共卫生政策的基础性文件，我国在 1989 年发布了第 1 版居民膳食指南。2022 年发布了第 5 版居民膳食指南——《中国居民膳食指南（2022）》，其中的准则和核心推荐是平衡膳食的原则。

第四节
如何保持均衡营养

要保持均衡营养，在供给膳食时就要根据具体用膳者的年龄、性别、体力活动强度、生理状况等来考虑每人、每日所需的各种营养素的质量、数量、比例，平衡膳食就能够达到这一目的。在营养学中，“平衡膳食”是指能使机体需要与膳食供给之间保持平衡状态，能量及各种营养素的摄入能满足人体生长发育、生理及体力活动的需要，且各种营养素之间保持适当比例的膳食。平衡膳食的营养素要求包括：要有足够热能、要有适量的蛋白质、要有一定的脂类、要有充分的无机盐、要有丰富的维生素、要有适量的食物纤维、要有充足的水分。

膳食营养素供给量（recommended dietary allowance，RDA）或称推荐营养素摄入量（recommended nutrient intake，RNI）用来表示建议的营养素水平。在满足 RDA 的基础上，膳食营养参考摄入量（dietary reference intake，DRI）发展成为每日平均膳食营养素摄入量的参考值。中国营养学会制定的 DRI 是我国居民做到均衡营养的依据，以此为基础制定的平衡膳食是向我国居民推荐的健康膳食模式。根据平衡膳食的营养素要求，为便于向大众普及、推广，《中国居民膳食指南（2022）》提出了平衡膳食“八准则”：食物多样，合理搭配；吃动平衡，健康体重；多吃蔬果、奶类、全谷、大豆；适量吃鱼、禽、蛋、瘦肉；少盐少油，控糖限酒；规律进餐，足量饮水；会烹会选，会看标签；公筷分餐，杜绝浪费。

为了更直观、更形象地表述均衡营养的基本食物构成，《中国居民膳食指南（2022）》提供了“中国居民平衡膳食宝塔”。宝塔按五大类食物（谷薯类、蔬菜水果类、动物性食物、奶及奶制品 / 大豆及坚果类、烹调用油盐）分为 5 层，以塔层面积大小体现各类食物量的多少，层与层的比例关系也直观地体现了食物构成的比例关系。

第一层是谷薯类食物：谷薯类是膳食能量的主要来源（碳水化合物提供总能量的 50% ~ 65%），也是多种微量营养素和膳食纤维的良好来源。建议成年人每人每天摄入谷类 200 ~ 300 克，其中包含全谷物和杂豆类 50 ~ 150 克，薯类 50 ~ 100 克。

第二层是蔬菜水果：蔬菜水果是膳食指南中鼓励多摄入的两类食物。推荐成年人每天蔬菜摄入量至少达到 300 克，水果 200 ~ 350 克。蔬菜水果是膳食纤维、微量营养素和植物化学物的良好来源。

第三层是鱼、禽、肉、蛋等动物性食物：鱼、禽、肉、蛋等动物性食物是膳食指南推荐适量食用的食物。推荐每天鱼、禽、肉、蛋摄入量共计 120 ~ 200 克。建议每天畜禽肉的摄入量为 40 ~ 75 克，少吃加工类肉制品。常见的水产品包括鱼、虾、蟹和贝类，推荐每天摄入量为 40 ~ 75 克，有条件可以优先选择。推荐每天 1 个鸡蛋（50 克左右）。

第四层是奶类、大豆和坚果：奶类和豆类是鼓励多摄入的食物。奶类、大豆和坚果是蛋白质和钙的良好来源，营养素密度高。推荐每天应摄入至少相当于鲜奶 300 克的奶类及奶制品。推荐大豆和坚果摄入量共为 25 ~ 35 克，其他豆制品摄入量需按蛋白质含量与大豆进行折算。坚果类建议每周摄入 70 克左右（每天 10 克左右）。

第五层是烹调油和盐：油盐作为烹饪调料必不可少，但建议尽量少用。推荐成年人平均每天烹调油不超过 25 ~ 30 克，食盐摄入量不超过 5 克。

每人每天具体的总能量需要量并不相同，因此实际食物量也并不相同。影响能量需求的因素包括年龄、性别、身高、体重和体力活动水平等。应基于个体年龄、性别、体力活动水平、体重维持所需来估计总能量。一般体力活动的成年人每天能量需求量预估在 1 600 ~ 2 400 千卡。在实际操作时，根据个体所需确定总能量需要量后，按该食物构成比例进行折算，可得各类食物实际需要量。宝塔旁边文字标明的是在 1 600 ~ 2 400 千卡能量需要量水平时，一段时间内成年人每人每天各类食物摄入量的建议值范围，可作为计算的参考。

一般建议，在均衡营养中，碳水化合物提供总能量的 50% ~ 65%，4 岁以上人群脂肪提供总能量的 20% ~ 30%，蛋白质供能占 10% ~ 15%。谷薯类作为膳食能量的主要来源，与蔬菜、水果一起成为人体所需多种微量营养素和膳食纤维的良好来源。优质蛋白质、脂肪和脂溶性维生素主要由新鲜的动物性食物提供。奶类、大豆和坚果都是蛋白质和钙的良好来源，而且营养素密度高。上述食物都应按膳食宝塔所示比例多样化摄入。油、盐属于应该限制的部分，酒和添加糖则应尽量避免。

水是一切生命活动必需的物质。膳食中饮水的需要量受年龄、体力活动、环境温度等因素的影响。通常，低体力活动水平的成年人每天饮水 1 500 ~ 1 700 毫升。在气温升高或高体力活动水平的条件下，饮水量应适当增加。

此外，为了保持营养均衡、能量平衡和保持身体健康，健康膳食模式应同时关注运动或体力活动。人体需要通过运动或体力活动有效地消耗能量，保持精神和人体代谢的活跃性。通常情况下，低水平体力活动的能量消耗通常占总能量消耗的 1/3 左右，而高水平体力活动则高达 1/2。因此，应根据个体营养需要，找到食物摄入量和运动消耗量之间的平衡。

第二章

营养对心血管疾病的影响

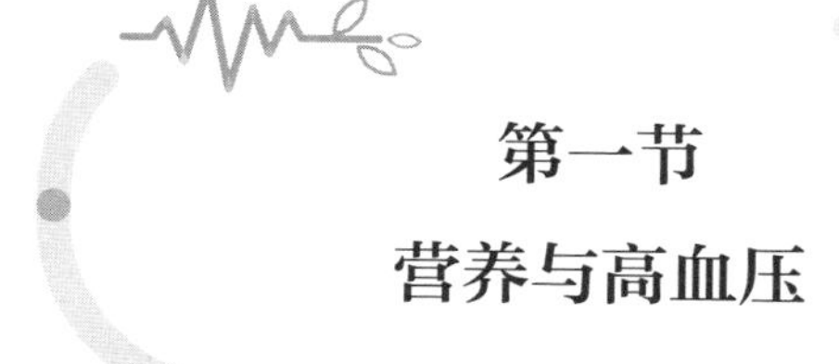

第一节
营养与高血压

高血压是全世界范围内导致人群发生可预防性死亡的主要原因之一，每年约造成900多万人死亡，其中最主要的致死疾病是心脑血管疾病，尤其是脑卒中。高血压的发生、发展与多种因素相关，其中不可干预的因素包括年龄、性别等，可干预的因素包括吸烟、饮酒、生活方式、精神心理因素以及饮食等。

高血压的发生与肥胖、能量摄入、营养摄入过量或不足之间存在密切的关系。流行病学研究表明，饮食在决定血压方面起着重要作用。已知的可降低血压的饮食疗法包括减少钠的摄入量、增加钾和镁的摄入量，以及多吃水果和蔬菜。具有里程碑意义的终止高血压饮食疗法（dietary approaches to stop hypertension，DASH）效果表明，改变饮食结构可以显著降低1期高血压和临界高血压患者的血压值。同时，DASH饮食强调食用水果、蔬菜、高纤维食品和低脂肪乳制品，也可降低孤立性收缩期高血压患者的血压。美国预防、检测、评估和治疗高血压全国联合委员会第七次报告以及最新的美国心脏协会（AHA）关于心血管疾病（cardiovascular disease，CVD）预防和管理的建议中，均提到各种食物、宏量营养素、微量营养素和矿物质在降低血压方面的作用，下面我们将逐一进行介绍。

一、矿物质

1 钠 大量的证据证明，氯化钠的过量摄入会导致个体的血压升高，盐摄入量与血压之间的剂量反应关系也已得到证实。那么盐的过量摄入是如何引起血压升高呢？早期的理论主要集中在导致血浆容量的增加上：血清中钠含量的增加可引起口渴和血浆容量的增加，这将导致心排血指数升高和血压升高。然而，虽然心排血指数最初可能在盐负荷的情况下上升，但通常会恢复正常，而外周总阻力（total peripheral resistance，TPR）将上升，并保持在较高水平。一项比较正常血压人士和高血压患者血流动力学的研究发现，二者心排血指数相似，但高血压患者 TPR 显著升高。因此认为，在其他血流动力学参数保持不变的情况下，慢性盐负荷下的血压升高似乎是周围血管收缩的结果。其机制可能与血浆钠浓度轻微上升导致血管内皮细胞硬度增加，以及改变交感神经系统活性引起的全身性血管收缩有关。

我国居民膳食结构中主食多、副食少，易为配合主食而增加盐与调味品的使用量，有约 80% 的钠来自烹调和含盐高的腌制品。调查数据显示，我国居民每日钠盐摄入量严重超标。我国大部分地区人均每日盐摄入量超过 12 克，北方甚至高达每日 12 ~ 18 克。世界卫生组织推荐每日盐的摄入量应不超过 5 克，每日盐的摄入量控制在 3 克可给身体带来更大的获益。英国国家健康与护理研究所建议将 3 克作为人群每日盐摄入量的长期目标。在美国，对于年龄大于 50 岁，以及高血压、糖尿病或慢性肾脏病患者推荐盐摄入量每日不超过 4 克。《中国居民膳食指南（2022）》中明确提到，我国每人每日食盐摄入量要低于 5 克。同时，大力加强对我国居民的宣传教育和饮食指导，提倡清淡少盐膳食，限盐不仅仅是少吃包装好的“食盐”，还应该留意饮食中的一些隐形盐，例如含盐量较高的茼蒿、芹菜茎、蜜饯等。

❷ **钾**　钾离子是细胞内的主要阳离子，也是造成高血压及其并发症发生发展的主要因素之一。研究结果显示，人群膳食中钾摄入量与高血压患病率成反比关系。当机体每日摄入钾少于 2.5 克时，将增加罹患高血压的风险，而将钾摄入量提高至每日 3.5 克，可显著降低高血压的患病率。高血压患者若每日钾摄入量达到 4.7 克，收缩压可降低 2～4 毫米汞柱，舒张压可降低 2～6 毫米汞柱，荟萃分析研究也显示了类似的结果。

钾的抗高血压作用可以通过它对钠平衡的影响来解释。在高盐摄入期间，钾会引起尿钠排泄，且低钾状态可能损害尿钠浓缩能力。研究表明，血管平滑肌细胞外钾水平增高，促进细胞膜上的 Na^{+}–K^{+}–ATP 酶及 Na^{+}–H^{+}–ATP 酶活性增高，使细胞内 Na^{+} 和 H^{+} 外流增多，Na^{+}–Ca^{2+} 交换增加，导致 Ca^{2+} 活性降低，从而使血管平滑肌舒张，血管阻力下降。另外，补钾可抑制 Na^{+} 的重吸收，肾小球滤过率增强，促进 Na^{+} 排泄，血容量降低，从而导致血压下降。

世界上一些相对偏远部落人群的膳食以天然食物为主，其钠、钾摄入的特点是低钠高钾，每天摄入超过 150 毫摩尔钾，人群平均血压水平较低，高血压患病率也低；而现代化及工业化发达国家的居民饮食以高钠低钾的加工食品为主，钾摄入量仅有 30～70 毫摩尔，造成高血压的患病率显著升高。我国推荐钾的摄入量每日不低于 3.5 克，钾的主要来源是新鲜瓜果蔬菜和豆制品，如菠菜、苋菜、油菜等，豆类中的毛豆、豌豆和薯类中的甘薯、土豆。此外，蘑菇、紫菜、海带、木耳、香菇的含钾量也较高。另外，烹饪时减少加工程序，避免长时间煮沸和过度煎炸。

❸ **钙** 钙是人体内含量最多的矿物质，钙的代谢紊乱在高血压的病理生理过程中发挥重要的作用。我国是一个钙摄入量较低的国家，2002 年第四次全国营养调查结果显示，我国居民人均每日钙摄入量约为 390.6 毫克，仅为推荐摄入量的 48.8%。我国传统饮食习惯以植物类食物为主，蛋奶摄入量少，而日韩等国家人群中近 1/3 的钙和西方国家人群中 80% 以上的钙均来源于乳制品和肉制品。饮食中钙的高摄入量与血压的降低和患高血压的风险有关。在两项研究中，与每日摄入 400 毫克钙相比，每日摄入 800 毫克钙的个体患高血压的风险降低了 23%。研究发现，在 3 万多名 40～75 岁的正常男性中，每日摄入钙小于 250 毫克的男性比每日摄入钙不少于 400 毫克的男性患高血压的概率高 50%。

膳食钙影响血压的可能机制是：适度的钙浓度可以稳定血管细胞膜，抑制其自身进入细胞内，并减少血管收缩；摄入钙的减少可能导致细胞膜储存部位的钙消耗，导致血管平滑肌细胞膜稳定性降低。另外，钙离子与肾素－血管紧张素－醛固酮系统之间也存在着相互联系。据报道，在肾小球旁细胞中，细胞外高钙浓度可引起钙敏感受体激活，减少肾素释放并降低其活性。另外，低钙膳食引起血管紧张素Ⅱ增加，血管紧张素Ⅱ可能通过醛固酮的合成和分泌引起血压升高。以往多项研究均已证实，低膳食钙会增加罹患高血压的风险，为防止低钙对血压的影响，中国营养学会建议每日钙摄入量为 800 毫克，18～24 岁的人群建议为每日钙摄入量为 1 200 毫克。粗略计算，1 毫升牛奶能够提供的钙量约为 1 毫克。因此，每日早上饮用 250 毫升左右的鲜牛奶，晚上饮用 250 毫升左右的酸奶，就能大概增加 500 毫克钙的摄入，再加上日常膳食中摄入的钙，基本能够满足每日钙的需求。除此之外，日常饮食中可适量多摄入豆制品和油菜、芹菜等新鲜蔬菜，以及蘑菇、木耳、虾皮、紫菜等。目前没有证据证明使用钙补充剂能够保护心血管，对于血压正常的人，不建议补充超过推荐每日膳食摄入量的钙作为防止血压升高的手段。另外，超推荐量的钙补充剂也不作为高血压的常规治疗。

④ **镁**　曾有流行病学以及临床试验数据表明，高镁饮食（每日 500～1 000 毫克）可以降低血压，但这一结论尚存在争议。镁是钙的天然拮抗剂，可抑制 Ca^{2+} 通过钙离子通道内流，当镁缺乏时，抑制作用减弱，可使 Ca^{2+} 内流增加，从而升高血压。与此同时，镁竞争性地结合于血管平滑肌细胞钠离子通道，与钾离子协同降低细胞内钙、钠的浓度，进一步的降低血压。

镁在高血压中的作用仍没有统一定论，且没有指南推荐镁剂的补充作为高血压的治疗或预防策略。因此，目前建议接受利尿药治疗、患有难治性或继发性高血压或严重缺镁的高血压患者补充镁，镁治疗高血压仍被应用于治疗先兆子痫和子痫，但最近一些专家质疑其益处。尽管争议仍然存在，但仍鼓励含镁的饮食，特别是在易患高血压的人群中。日常生活中含镁丰富的食物有谷物类如燕麦、小米、黑米、荞麦；豆类如黄豆、黑豆、毛豆、豌豆；蔬菜如苋菜、菠菜、芹菜等绿叶蔬菜；坚果类如黑芝麻、西瓜子、葵花子、松子；水果如杨桃、椰子、芦柑、香蕉、火龙果等，而饮食中的脂肪、盐、咖啡因或酒精等都会干扰镁的吸收。

⑤ **铁**　铁是人体重要的必需微量元素，参与血红蛋白、肌红蛋白、细胞色素及多种酶的合成，在氧的运输及电子传递、氧化还原等许多代谢过程中起重要作用。早在 1990 年的一项研究中发现，临床应用铁剂治疗高血压，可使患者的收缩压和舒张压升高。2002 年的一项研究发现，男性原发性高血

压患者血清铁蛋白普遍增高。但目前关于铁与高血压关系的研究较少，而且尚无以人群为研究对象的流行病学研究报道。

目前，铁元素导致高血压的具体机制尚不明确。已知铁离子是自由基反应强有力的催化剂，可参与芬顿反应，即过氧化物还原生成羟自由基和氧自由基的反应。其产生的自由基不仅能够损伤 DNA，破坏细胞膜的结构与功能，造成细胞损伤，还能启动脂质过氧化，引起内皮细胞损伤，从而诱发动脉粥样硬化。另外，平滑肌细胞合成低密度脂蛋白（low density lipoprotein，LDL）也需要铁的参与。总之，铁可通过多种途径影响血管弹性以及血管内径，而血管内径的大小是影响外周阻力和血压的重要因素。

人的一生中有 3 个阶段最需要铁，同样也最容易缺铁：出生前 4 年、青春期（尤其是女孩）以及育龄期女性。食物，尤其是植物性食物的含铁量通常不高，膳食中铁的良好来源是动物肝脏、动物全血、肉类、鱼类以及某些蔬菜，例如白菜、油菜、韭菜等。中国营养学会 2000 年制定的中国居民膳食铁每日适宜摄入量（adequate intake，AI）为成年男性 15 毫克，成年女性 20 毫克，孕妇和哺乳期女性分别为 25 ~ 35 毫克和 25 毫克；男性、女性每日可耐受的最高铁摄入量（tolerable upper intake level，UL）均为 50 毫克。

二、膳食纤维

膳食纤维（dietary fiber，DF）是指不能被小肠消化吸收，而可在大肠部分或全部发酵的可食用的植物性成分、碳水化合物及类似物质的总称，包括多糖、寡糖、木质素以及相关的植物物质，根据其在水中的溶解性可分为可溶性膳食纤维和不可溶性膳食纤维两类。可溶性膳食纤维的常见来源包括燕麦、果胶、车前草、大麦和亚麻子等；不可溶性膳食纤维如纤维素、木质素，存在于麦麸等物质中。膳食纤维的摄入量与高血压之间存在一定的关系。荟萃分析研究结果显示，DF 摄入量增加与高血压患病风险降低有关。目前，对于膳食纤维降压的机制，考虑为其通过减少脂肪的吸收，减轻体重，间接起到辅助降压的作用。

2016 年《中国居民膳食纤维摄入白皮书》显示，我国居民膳食纤维摄入总量约为每日 13 克，WS/T 578.1—2017《中国居民膳食营养素参考摄入量第 1 部分：宏量营养素》推荐成人膳食纤维摄入量为每日 25 ~ 30 克，达到膳食纤维最低推荐摄入量（每日 25 克）的人群不足 5%。我国居民存在严重膳食纤维摄入不足的现象。补充膳食纤维最好的方法是从食物中获取，粗粮、蔬菜、坚果、水果等食物都是很好的来源。例如，25 ~ 30 克膳食纤维相当于 50 ~ 150 克全谷物和 / 或杂豆 + 500 克蔬菜 + 250 克水果 + 10 克坚果。当然，从食物中获取并非补充膳食纤维的唯一渠道。2021 年中国营养学会还公布了一批新型的“膳食纤维”作为补充来源，如低聚半乳糖、低聚果糖、菊粉、聚葡萄糖等。

第二节
营养与心力衰竭

心力衰竭是各种心脏疾病发展到严重阶段的临床综合征，即使经过系统的治疗，心力衰竭的预后也并不理想。我国每年因慢性心力衰竭而失去生活活动能力以及病死的人数仍然较高，且发病呈现年轻化趋势。合理的膳食结构可为患者提供科学的膳食处方，良好的营养管理可以帮助患者做好疾病的相关饮食控制。慢性心力衰竭的患者大多数都伴有营养不良，由于体循环淤血导致胃肠道长期处于缺血缺氧的状态，胃肠蠕动减慢，患者食欲下降，食物摄入减少，且患者体内各种消化酶减少及活性受损，影响营养物质的吸收，患者能量摄入不足，容易出现恶病质，使患者心力衰竭的病情恶化、死亡率升高。近年来，营养作为影响慢性心力衰竭患者生存质量的重要指标已逐渐得到重视。

一、糖类

糖是人体能量的主要来源，但慢性心力衰竭患者由于本身运动量减少，而且物质代谢过程减缓，若摄入过多糖分会导致病情加重。研究发现，高果糖和高蔗糖饮食会导致患者心脏舒张末压和收缩末压增高，左室射血分数降低。另外，高血糖也是引发心力衰竭一项独立的重要危险因素。因此，避免摄入高糖食品是人们降低慢性心力衰竭风险的首要原则。

二、蛋白质

蛋白质是人体的主要营养来源，是每日饮食必不可少的营养成分。研究表明，蛋白质与必需氨基酸（essential amino acid，EAA）的联合应用能提高心力衰竭患者的营养和代谢状态，提高患者，尤其是老年人的生活质量。一般说来，对蛋白质的摄入量不必限制过严，但应尽量避免高蛋白饮食。因蛋白质的特殊动力学作用可能增加心脏额外的能量需求，故主张心力衰竭症状明显时，蛋白质由每日摄入 25 ~ 30 克逐渐加至每日 40 ~ 50 克；待病情稳定后，蛋白质可按每日每公斤体重 1.2 ~ 1.5 克供给。

三、脂肪

大量研究表明，摄入饱和脂肪酸是加重心力衰竭症状的重要危险因素。大量摄入饱和脂肪酸会促进冠状动脉粥样硬化，促进炎症因子的生成和释放，同时还可诱发心律失常。无论是导致心律失常、促进动脉粥样硬化、促进炎症因子生成，还是导致内皮细胞功能障碍，都是心力衰竭病情恶化的主要因素。而低脂肪酸、多不饱和脂肪酸（如鱼油）的摄入可以改善心力衰竭的病理生理变化。同时，由于脂肪含有极高的热量，在胃内消化缓慢，会加重患者胃肠道负担，胃的压力过大会导致横膈上升，减小胸腔内空间，给心脏带来压力。从而加重心脏功能的负担。心力衰竭患者，尤其是合并肥胖者更应注意控制脂肪摄入量，一般建议每日摄入 40 ~ 60 克。

四、维生素

充血性心力衰竭患者一般胃口较差，加上低钠饮食缺乏味道，故膳食应注意需富含多种维生素。慢性维生素 B_1 缺乏可导致患者发生脚气病，并诱发高心排血量的充血性心力衰竭。叶酸缺乏可引起患者发生心脏扩大伴充血性心力衰竭。同时，心力衰竭患者常伴随机体氧化与抗氧化屏障、氧自由基生成和清除失衡，部分维生素可以提供抗氧化和清除自由基的作用，如 B 族维生素、维生素 C、维生素 D 和维生素 E 等，适量补充有利于保护患者的心肌。补充维生素的目的在于增加免疫力，使得心脏功能能够正常运行，因此建议患者每天多吃蔬果类食物。

五、钠盐

钠离子是维持人体血压的基础物质之一，过度摄入钠盐会导致患者大量液体潴留、血压升高，而血压过高会加重心脏的后负荷，可诱发或者加重患者心力衰竭。限制钠盐的摄入是现在公认的治疗心力衰竭的重要手段，患者对限盐和限水的依从性越高，越能更好地防治心力衰竭症状的恶化。根据临床及营养学研究，一般认为轻度充血性心力衰竭患者每日摄入的总钠量应限制为 2 000 毫克（相当于 5 克食盐），中度充血性心力衰竭患者每日钠摄入量应限制为 1 000 毫克（相当于 2.5 克食盐），重度充血性心力衰竭患者每日不得超过 500 毫克（相当于 1.3 克食盐），但常规应用利尿药的患者需注意补充钠盐，以防止低钠血症的发生。

六、水

水是生命的源泉，健康人群每天大约需要 2 000 ~ 2 500 毫升的水分，而慢性心力衰竭患者往往由于活动量不大，并且患者常合并肾功能减退，所以其对于水分的需求往往小于正常人，过度摄入反而会加重心脏的前负荷，加重心力衰竭。患者出现慢性心力衰竭时，水潴留继发于钠潴留，患者体内潴留 7 克氯化钠的同时必须潴留 1 升水，方能维持患者体内渗透压的平衡，故在采取低钠饮食时，可不必严格限制进水量。因此，国内学者主张对一般患者的液体摄入量限制为每日 1 500 毫升（夏季可为每日 2 000 ~ 3 000 毫升），但应根据患者病情及个体的习惯而有所不同。对于严重心力衰竭患者，尤其是伴有肾功能减退的患者，由于其排水能力减低，故在采取低钠饮食的同时，必须适当控制水分的摄入，否则可能引起高容量性低钠血症。如果患者合并有肾功能异常，则可将其液体摄入量限制为每日 500 ~ 1 000 毫升，并采用药物治疗。

七、其他矿物质

钾平衡失调是充血性心力衰竭中最常出现的电解质紊乱症

状之一。临床中最常遇到的是缺钾，这是由于利尿药是临床治疗心力衰竭的基础用药，而利尿药会造成钾离子通过尿液排出。人体对于钾离子的日常需求较多，如果不进行额外补充，非常容易诱发低钾血症，而低钾血症容易导致恶性室性心律失常，还可能会出现肌肉无力等一系列不良反应，严重时可能会危及生命。但钾的补充不可过量，因此患者在补钾前需要去正规医院进行肾功能检查和血离子的检查，才能安全补钾。如果患者肾脏功能不佳或血钾没有明显减少，则无须通过药物补钾，可尽量从食物中摄取。平时可以适当吃富含钾的水果、蔬菜，比如桂圆、香蕉、葡萄、玉米、韭菜、黄豆芽等。

镁离子在人体健康中具有重要作用，除了能帮助维持正常心律，还可以维护心脏的正常舒缩，保持冠状动脉的弹性，从而有效预防冠心病、心力衰竭等多种心血管疾病。由于心力衰竭患者常规使用利尿药，会使其尿镁排出增多，体内镁浓度的降低可进一步加重患者病情，并诱发洋地黄中毒，因此需要额外增加镁的摄入。

硒元素对于促进人体健康具有重要作用，可以促进人体内还原型谷胱甘肽过氧化物酶的形成，而这种酶是人体内最强的抗氧化剂，可以清除体内的氧化自由基，减轻炎症反应，从而有效保护心肌。

另外，钙与心肌的收缩性密切相关。因此，心力衰竭的患者在日常饮食中还需要注意补硒及补钙。

总之，心力衰竭患者的饮食要做到低盐、低脂、低糖，应少食多餐，选择清淡、易消化吸收的食物，饮食不宜过热或过冷；保持大便通畅，排便时不宜用力过大；同时，对维生素、蛋白质、微量元素等应进行科学补充，从而满足自身的营养需求。

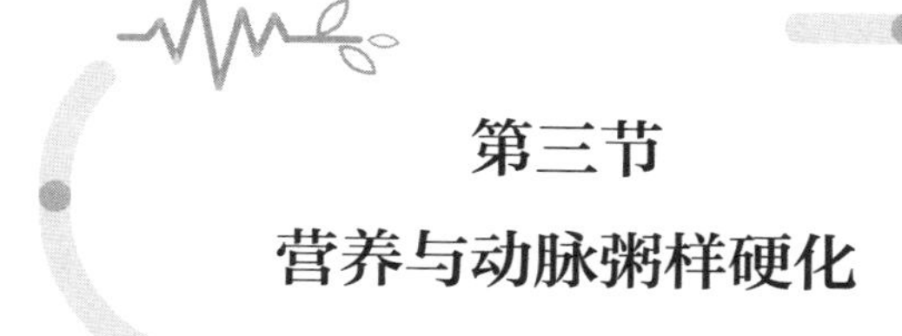

第三节 营养与动脉粥样硬化

动脉粥样硬化（atherosclerosis，AS）是一种慢性弥漫性炎症疾病，与多种因素相关。AS 的危险因素主要包括高血压、高脂血症、糖尿病、肥胖、吸烟和遗传因素等，膳食营养也在 AS 的发生和发展过程中起着重要的作用。我国人群传统的膳食结构以谷类食物为主，特点是低能量、低脂肪、高碳水和高膳食纤维。近年来，随着经济的发展和居民生活水平的提高，中国人群的膳食结构和饮食行为也发生着变化。居民谷类摄入量迅速减少，动物性脂肪的摄入量急剧增加。

合理的膳食结构，特别是食物中的某些营养元素对调节血脂、减少氧化损伤、预防动脉粥样硬化的发生发展、降低心脑血管疾病的病死率均有着重要的意义。地中海饮食泛指地中海沿岸南欧各国的饮食结构，其特点是食用水果、蔬菜、全谷物、坚果、豆类、橄榄油、鱼类及低脂乳制品 8 种关键食物，限制红肉和加工肉类、加糖饮料和盐的摄入量。该饮食结构的特点是低饱和脂肪、低膳食胆固醇、低盐，而膳食纤维、钾和钙含量高。目前已知地中海饮食与维持正常血压以及葡萄糖和胰岛素稳态平稳相关，同时有助于降低胆固醇、维持胃肠道微生物群的正常功能。

一、膳食纤维

大规模基于人群的观察性研究发现，膳食纤维总量高的饮食可以降低心血管疾病发生风险。另一项前瞻性队列研究的分析发现，在每天摄入 10 克膳食纤维后，人群冠状动脉事件的发生风险下降 12%，死亡率下降 19%，这主要是由于其可协助降低低密度脂蛋白胆固醇（low density lipoprotein cholesterol，LDL-C）的作用。LDL-C 是引起和促进动脉粥样硬化的重要因素。可溶性膳食纤维被认为在肠腔内形成胶束时与胆汁酸结合，这将导致胆汁酸合成增加，肝脏胆固醇含量降低，上调 LDL 受体，增加 LDL 清除。胆固醇淤积在小肠内使人群饱腹感增加，从而导致能量摄入减少。成人治疗专家共识，推荐人群每日 5 ~ 10 克的膳食纤维摄入量，可降低 LDL-C。

二、维生素

流行病学研究表明，维生素 D 缺乏在患有冠状动脉疾病的患者中非常普遍。在弗雷明汉心脏研究中，低血清 25- 羟维生素 D_3［25（OH）D_3］与 60% 的心血管事件死亡率相关。实验和临床研究结果表明，维生素 D 信号通路可能调节动脉粥样硬化的发病机制。维生素 D 信号通路可通过降低分离的血单核细胞中肿瘤坏死因子 -α（tumor necrosis factor-α，TNF-α）、白介素 -6（interleukin-6，IL-6）、白介素 -1 和白介素 -8 的表达来调节炎症反应，从而影响动脉粥样硬化的病理生理。另外，维生素 D 还通过对各种全身性疾病（即胰岛素抵抗、血脂异常和肾素 – 血管紧张素 – 醛固酮系统性高血压）施加保护作用，间接起到预防动脉粥样硬化的作用。

维生素 E，又称生育酚，几项荟萃研究结果表明，摄入维生素 E 可以预防心血管疾病和心血管事件。内皮细胞在维持血管稳态中起着重要作用，这些细胞是血浆成分（如脂蛋白和白蛋白）和单核巨噬细胞、红细胞和 T 细胞等血细胞的屏障。氧化低密度脂蛋白（ox-LDL）、氧化应激或可能的有害环境因子对这一屏障的损伤是动脉粥样硬化的早期事件之一，并使血液成分以不受控制的方式进入动脉壁。在过去的 20 年中，维生素 E 已被证明可以使内皮细胞中许多导致动脉粥样硬化的改变正常化，维生素 E 可通过刺激内皮细胞增殖来加速损伤内皮细胞层的修复，从而起到抗动脉粥样硬化的作用。另外，作为著名的自由基清除剂，维生素 E 在体内可保护细胞免受自由基损害，其通过抗氧化作用而达到保护机体的作用为大家所公认。现在有充足的证据推荐将每日补充 100 ~ 400 个国际单位的维生素 E 作为一般健康行为项目。

维生素 C，又称抗坏血酸，是一种水溶性维生素，可参与胶原蛋白的形成和铁的吸收，是细胞外液中的主要抗氧化剂。维生素 C 的膳食来源包括水果和蔬菜，特别是柑橘类水果。有研究结果表明，每天补充大于 500 毫克的维生素 C 可降低 CVD 风险，这表明高剂量的维生素 C 在动脉粥样硬化的发生过程中起保护作用。维生素 C 已被证明可以防止细胞因子引起的内皮细胞凋亡，并可减少内皮细胞的微粒释放，可以通过抑制内皮细胞凋亡，保护充血性心力衰竭患者的血管壁。此外，维生素 C 还可以通过增强内皮型一氧化氮合酶来保护血管内皮细胞。

烟酸，又称维生素 B_3，由色氨酸合成，存在于多种食物中，如动物肝脏、鸡肉、牛肉、鱼、谷物、花生和豆类等。在冠状动脉相关的临床试验中发现，烟酸治疗与心血管事件的发生及其长期死亡率的显著降低有关。烟酸能够增加高密度脂蛋白胆固醇（high density lipoprotein cholesterol，HDL-C），降低LDL-C水平，也有利于改变LDL颗粒的数量和大小。烟酸对于影响血清中HDL-C的机制比较复杂，涉及该脂蛋白的合成和分解代谢。

三、脂肪酸

膳食脂肪的主要构成成分是脂肪酸，分为3种，即饱和脂肪酸（如月桂酸、豆蔻酸、棕榈酸、硬脂酸）、单不饱和脂肪酸（如油酸）和多不饱和脂肪酸（如亚油酸、亚麻酸）。油酸能够降低人体血清总胆固醇的浓度，同时它不会降低心血管系统保护因子高密度脂蛋白的浓度。橄榄油含近80%的油酸，被认为是一种有利于健康的植物油。橄榄油对心血管疾病的保护作用可以在多项研究中看到。2012年欧洲食品安全局发布了一则关于每日摄入5毫克橄榄多酚（相当于20克橄榄油）可以保护LDL在体内不被氧化的健康声明。LDL被氧化被认为是动脉粥样硬化和随后冠心病发展的一个关键环节，橄榄油可以降低餐后状态下LDL的氧化性。

多不饱和脂肪酸能够调节血压和凝血，并参与类花生酸的形成，这是一种可以调节炎症反应的介质。许多流行病学研究积累了关于多不饱和脂肪酸在预防和治疗冠状动脉粥样硬化方面的作用。颈动脉内中膜厚度作为动脉粥样硬化的早期标志，是心血管风险的预测指标，其厚度越大，CVD的风险越高。许多横断面研究表明，ω-3脂肪酸含量与颈动脉内中膜厚度呈负相关，ω-3 脂肪酸主要通过减少 LDL 的摄取和其与动脉壁的结合来调节动脉粥样硬化的发生发展。

四、矿物质

锌是一种重要的微量矿物质，在人体中的浓度仅次于铁。锌参与免疫系统正常运作、细胞分裂、细胞生长以及碳水化合物的分解过程。锌也是人体多种酶的激活剂，如超氧化物歧化酶（SOD）是一种重要的抗氧化剂，能消除生物体在新陈代谢过程中产生的有害物质，锌作为其抗氧化作用的重要激活剂，可起到减轻动脉粥样硬化发生发展的作用。锌在饮食中的主要来源为动物组织。

钾是正常细胞功能所必需的、最丰富的细胞内阳离子电解质，它还参与蛋白质合成和碳水化合物代谢。因为钾很容易通过尿液排出体外，而不是储存在体内，所以人体需要持续摄入适量的钾，而蔬菜和水果是典型的富钾食物。钾对心血管疾病的调控作用主要通过 K^+ 通道发挥，K^+ 通道在调节血管张力中起关键作用。

镁是细胞内最丰富的二价阳离子，是维持正常细胞生理和代谢所必需的，作为许多酶的辅助因子，可调节离子通道和能量的产生。轻度到中度的镁缺乏可能会提高机体发生心脏异常兴奋、动脉粥样硬化、缺血性心脏病和充血性心力衰竭的风险，而严重的镁缺乏则会导致室性心律失常，增加心脏性猝死的风险。由于镁是许多酶的关键辅助因子，细胞内和细胞外浓度的变化可能涉及许多代谢途径，特别是因为镁是三磷酸腺苷（ATP）依赖性反应所必需的。镁在维持细胞质膜的电化学梯度方面也起着重要作用，因此镁浓度的变化会改变膜电位和离子运输。

第三章

营养状态对生化指标的影响

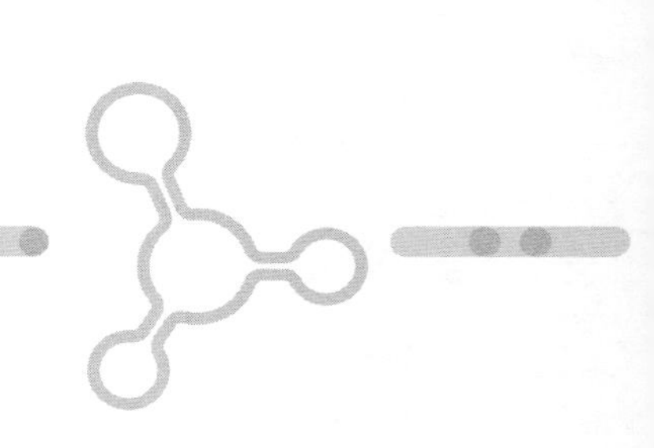

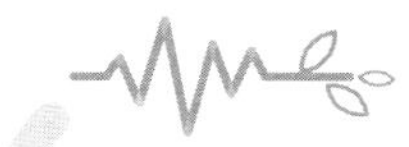

第一节 临床常用的营养状态评估指标

一、一般测量指标

❶ **体重指数** 体重指数（body mass index，BMI）的测量包括体重（千克）和身高（米），即 BMI = 体重 / 身高 ^{2}（千克 / 米 ^{2}），是衡量人体肥胖程度及健康、营养状况的常用指标。BMI 测量较简便，但当患者体内水分增加，如存在水肿、浆膜腔积液等时，测出来的值会偏高，不能反映患者真实的营养状态。同时，BMI 亦不能反映机体肌肉的损耗状况以及脂肪、非脂肪比例，因此在临床使用中存在一定的局限性。

❷ **去脂体重及去脂体重指数** 去脂体重（fat-free mass，FFM）= 体重 – 脂肪组织重量，包括肌肉、骨骼、内脏器官和其他非脂肪组织的重量。FFM 检测更容易发现体内肌肉细胞、蛋白质消耗情况，较 BMI 更能反映患者肌肉含量的变化，能够作为判定营养不良的独立预测因素，更能预测死亡率。目前，FFM 已作为临床上某些疾病的营养评估方法，如慢性阻塞性肺疾病等。FFM 可以通过双能 X 射线吸收法、生物电阻抗分析法和皮褶厚度法等方法进行测量。

去脂体重指数（fat-free mass index，FFMI）= 去脂体重 / 身高 ^{2}（千克 / 米 ^{2}）。FFMI 作为一种方便可行、能间接反映人体成分方式，其判断临界点为女性 FFMI 小于等于 15 千克 / 米 ^{2}，男性 FFMI 小于等于 16 千克 / 米 ^{2}。

❸ **肱三头肌皮褶厚度** 测量肱三头肌皮褶厚度（triceps skinfold thickness，TSF）时，取肩峰到尺骨鹰嘴连线中点上方约 1 厘米处，皮肤连同皮下脂肪捏起，使脂肪与肌肉分开，用皮褶厚度计测量，共测 3 次，取平均值。正常参考值：女性 14.9 ~ 18.1 毫米，男性 11.3 ~ 13.7 毫米。低于标准值的 60% 为重度营养不良，60% ~ 80% 为中度，80% ~ 90% 为轻度。TSF 是用于评估机体脂肪储备、消耗的指标，虽然可以推测体脂总量，但由于皮褶厚度仪存在误差，而且不同的测量者之间也存在测量误差，因此临床上常需结合其他指标一起判断营养状况。

❹ **上臂围** 上臂围（upper arm circumference，AC）是评估机体肌蛋白储存、消耗的有效营养指标之一，由于操作较简单，在临床中应用较多。尤其当患者病情严重无法站立测量体重时，AC 也可以较好地用于评估患者的营养状况。但当患者手臂水肿或存在外伤时，会导致测量不准确，而且同样存在不同测量者的测量误差，因此在实际评估患者的营养状况时，还需要结合其他指标综合评估。

二、实验室检测指标

❶ **白蛋白** 白蛋白（albumin，ALB）是判断患者营养状况的常用指标。ALB 半衰期较长（14 ~ 20 天），能反映人体相对较远期的营养状况。人血白蛋白是重要的营养标志物，但是由于很多慢性疾病均可造成 ALB 下降，因此特异性不高。

❷ **前白蛋白**　前白蛋白（prealbumin，PA）由肝细胞合成，是合成白蛋白的前体，其半衰期很短（2～3天），能反映短期内机体的营养状况，比白蛋白更能快速、准确地反映体内蛋白质营养代谢的情况，是早期营养不良的敏感标志物，可有效监测患者的营养情况。

❸ **肌酐身高指数**　肌酐身高指数（creatinine-height index，CHI）是尿肌酐值除以相同性别及身高的标准肌酐值所得的百分比。肌肉组织分解后产生肌酐，因此测量肌酐含量能判断每天摄入的蛋白质是否满足人体需要。在肾功能正常的患者中，CHI可作为衡量人体蛋白质水平的指标之一。

❹ **淋巴细胞计数**　淋巴细胞计数（total lymphocyte count，TLC）可以评价患者的免疫状况，同时也可以反映体内蛋白的储存量。当外周血中淋巴细胞计数小于 $1\,500\times10^6$/升时，常提示营养不良。预后营养指数（prognostic nutritional index，PNI）= 血清ALB（克/升）+ 5× 外周血TLC（$\times10^9$/升）。有研究指出，PNI小于45或40提示中度或重度营养不良。因TLC易受感染、水钠潴留和脾功能亢进等因素影响，间接反映患者营养状况的评估价值受限，故目前临床应用不多。

第二节
营养状态对临床指标的影响

一、体重指数

2015 年，全球约有 400 万人死于高 BMI。根据中国成人体重指数分类标准的推荐，BMI 小于 18.5 为体重过轻，18.5 ~ 23.9 为体重正常，24.0 ~ 27.9 为超重，BMI 大于等于 28.0 为肥胖。有研究发现，通过 BMI 在检测营养不良方面表现出低敏感性和高特异性。

前瞻性研究数据汇总分析的结果显示，总死亡率及癌症死亡率在 BMI 低于 18 时较高，以后随着 BMI 的增加而下降，但当 BMI 达到 28 时两者再次呈上升趋势，说明 BMI 与总死亡率和癌症死亡率呈左偏 U 型曲线关系。在控制年龄、性别、血压、吸烟和血清总胆固醇之后，BMI 仍是冠心病和脑卒中发生的独立危险因素；缺血性脑卒中的发生率也随 BMI 的增高而上升。若将超重者的 BMI 控制在 24 以下，可以分别防止男性和女性人群中 8% 和 29% 冠心病以及 8% 和 22% 脑卒中的发生。若将肥胖者的 BMI 控制在 28 以下，不仅可以相当程度地降低冠心病和脑卒中的发生，还有助于降低肥胖者的总死亡率。我国一项研究发现，超重 / 肥胖和腰围、腰臀比的升高会增加 H 型高血压并发糖尿病的风险，BMI、腰围、腰臀比与空腹血糖水平呈正相关。

二、血清蛋白水平

血清白蛋白水平不仅能代表患者较长时间内的营养状况，还能对营养不良进行分类。转铁蛋白、前白蛋白水平和12小时半衰期的视黄醇结合蛋白是反映患者营养状况的灵敏指标，可用于监测营养干预的有效性。此外，纤维连接蛋白受肝损伤影响最小，且在进行营养补充后又可快速恢复至正常水平，因此其在评估营养状况方面具有独特优势。

血清白蛋白水平代表内脏的蛋白质储存水平，是反映患者营养状态的有用指标。白蛋白的主要功能是维持血浆胶体渗透压、运输功能以及保持球蛋白稳定，并且在协调血管内皮完整性、通透性和抗氧化损伤修复中也发挥了重要作用。白蛋白在肝脏合成，半衰期为14～19天，不能反映短期内的营养变化情况，但白蛋白持续低下明确提示营养不良。低白蛋白血症和营养不良存在因果关系。在营养风险评估的所有综合指标的多变量分析中，对于血清白蛋白水平的权重高于其他指标。联合应用营养风险筛查表和白蛋白水平可以及早发现营养问题，但白蛋白水平反映营养状态欠敏感，易受机体补水容量、基础疾病（如肝肾功能损伤等因素）及急慢性炎症的影响，从而干扰营养评估的及时准确性。有研究表明，患者在疾病急性阶段，血清白蛋白水平很难反映其实际营养状况，而是更多地反映机体损伤的严重程度。低血清白蛋白水平亦是影响慢性心力衰竭患者早期预后及死亡率的一个独立危险因素。

前白蛋白于2004年作为一种快速周转蛋白被提出，用于反映患者实时的营养状况。前白蛋白分子量约 55 千道尔顿，更新率高，半衰期约为 2 天，且不受外源性血制品影响，在任何急需合成蛋白质的情况下，前白蛋白都可迅速下降，故在判断蛋白质急性改变方面较白蛋白更为敏感，有助于早期发现患者营养不良情况。

三、血红蛋白

血红蛋白是运输氧气和二氧化碳的主要物质，它是一种结合蛋白，由珠蛋白和血红素结合而成，1 个血红蛋白分子能结合 4 个氧分子，对血液中的气体交换有极其重要的作用。

全球 95% 的贫血病例和其饮食中铁摄入不足有关。不良的饮食习惯会影响铁的有效吸收。有研究结果显示，偏食、喜喝浓茶会引起患者血红蛋白下降，其原因可能是茶叶中的鞣酸妨碍了铁的吸收。女性孕期中的饮食习惯与其贫血患病率关系密切，素食或者偏食的孕产妇贫血患病率较高，而常吃瘦肉、动物肝脏、血制品的孕产妇贫血患病率较低。一项针对恶性肿瘤化疗患者的研究发现，对患者进行饮食指导，要求患者多食用含有大量多糖铁复合物的食物（如黑木耳、银耳等），有助于提高患者血红蛋白水平。

血红蛋白水平与心血管疾病之间关系密切。血红蛋白水平下降可能会引起冠心病患者心绞痛发作，也会影响急性冠脉综合征（acute coronary syndrome，ACS）患者的预后效果。血红蛋白水平下降的 ACS 患者住院时间更长，心源性休克、再梗死、大出血的发生率和院内全因死亡率更高。其影响 ACS 患者预后的原因较复杂，血红蛋白下降时，机体需要增加有效循环血量和心率来满足全身组织氧供，进一步增加了心脏的耗氧量；而且血红蛋白下降导致血液携氧量下降，心肌氧供减少，加重心脏供氧和需氧的不平衡，从而增加 ACS 患者不良心脏事件的发生率。而且，这些患者常因为出血风险高影响临床用药，尤其不能规律应用抗血小板药物治疗。

四、血糖

血糖异常会对患者的身心健康等产生非常大的影响。糖尿病属于我国中老年人群常见的慢性内分泌疾病，该病亦有年轻化趋势，目前在肥胖儿童群体中也有着较高的发病率，已成为影响我国居民生命健康安全的重大社区慢性疾病之一。

营养治疗是糖尿病治疗的基础，是糖尿病自然病程中任何阶段预防和控制必不可少的措施。多项研究结果显示，对于大多数超重和肥胖的 2 型糖尿病患者，通过生活方式干预（主要包括营养治疗、增加体力活动、对患者进行教育和支持），患者的体重和 BMI 可有所下降，血糖、糖化血红蛋白均有明显改善，同时血压、血脂也有改善。碳水化合物的摄入量是影响血糖的主要因素。肥胖或 2 型糖尿病患者采取低碳水化合物饮食能安全、有效地减轻体重（2 年内），同时能降低血清甘油三酯、升高高密度脂蛋白胆固醇水平，且减重效果优于传统的低脂饮食。两项荟萃分析指出，低碳水化合物饮食（碳水化合物供能比为 4%～45%）可改善糖尿病患者的空腹血糖，降低糖化血红蛋白。目前，多数国家的糖尿病治疗指南不推荐碳水化合物每日摄入量低于 130 克。因此，采取低碳水化合物饮食减重时，建议监测患者的血脂、肾功能和蛋白质摄入量变化，必要时应调整治疗措施。

近年来，很多糖尿病膳食指南将血糖指数（glycemic index，GI）作为指导糖尿病患者合理选择碳水化合物食物的重要指标。低 GI 食物对 2 型糖尿病及其相关并发症的预防、血糖调控都有重要作用。研究发现，全谷类食物能够降低 2 型糖尿病的发病风险。一项荟萃分析指出，精白米能够明显增加 2 型糖尿病的发病风险。因此，以低 GI 的全谷类食物（糙米、燕麦、大麦、豆类等）部分替换饮食中的碳水化合物可预防 2 型糖尿病的发生，而摄入高 GI 饮食是导致长期血糖控制不佳的主要原因。

五、血脂

血脂是心脑血管病最重要的生物标志物之一，血脂异常是心脑血管疾病及不良预后事件重要的独立危险因素。动脉粥样硬化及随之引起的动脉粥样硬化性心血管疾病是影响人类健康和导致人口死亡的首要病因。血脂异常特别是低密度脂蛋白胆固醇水平升高，被视为动脉粥样硬化性心血管疾病的致病性危险因素。

血脂代谢受诸多因素影响，如季节变化、生活方式、精神压力、情绪波动、吸烟、饮酒、肥胖、体育活动、膳食结构、遗传因素、药物使用及调脂治疗依从性等，因此血脂始终处于波动的状态。经研究发现，机体中的总胆固醇、低密度脂蛋白胆固醇、甘油三酯水平在冬季达到高峰。与夏季相比，冬季总胆固醇水平可升高 0.31 毫摩尔每升，低密度脂蛋白胆固醇可升高 0.27 毫摩尔每升，而甘油三酯升高可达 0.23 毫摩尔每升。

随着体质量指数的增加，机体中的血清胆固醇、低密度脂蛋白胆固醇、甘油三酯及胆固醇 / 高密度脂蛋白胆固醇比值升高，而高密度脂蛋白胆固醇会降低。体育活动可使机体中的血清总胆固醇、甘油三酯降低，高密度脂蛋白胆固醇升高。膳食中饱和脂肪酸及不饱和脂肪酸含量也是影响血脂水平的重要因素。以饱和脂肪酸为主的膳食可升高机体中的血清总胆固醇及低密度脂蛋白胆固醇水平，以不饱和脂肪酸为主的食物则使机体中的总胆固醇及低密度脂蛋白胆固醇降低，同时保持高密度脂蛋白胆固醇水平。除此之外，基因和遗传因素也对血脂代谢有重要影响。

第四章

肥胖与超重对心脏的影响

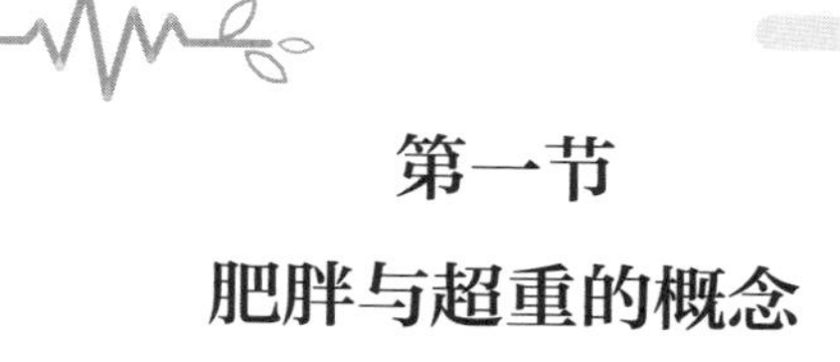

第一节
肥胖与超重的概念

世界卫生组织（WHO）将肥胖定义为可能危害健康的脂肪过度堆积，而导致肥胖的主要原因是机体能量摄入与能量消耗的不平衡。根据全球统计数据显示，在中年人群中超重和肥胖比例较高，在青少年和老年人群中的比例则较低。这是由于青少年时期身体处于生长发育阶段，所摄入的能量大部分用于骨骼生长、身体发育等；过了青少年时期，身体生长发育所消耗的能量将会减少，肥胖的发生风险随之升高；到了老年时期，由于脂肪的萎缩和退化，体重反而呈下降趋势。目前，我国青少年群体的肥胖率逐步上升，这可能是由于现代社会高脂、高糖饮食及运动缺乏引起青少年群体营养摄入过剩和消耗降低导致肥胖。

判断肥胖的主要标准是体重指数（body mass index，BMI），即体重除以身高的平方。以世界卫生组织定义的国际标准来看，BMI 范围在 25.0 ~ 29.9 为超重，BMI 大于等于 30.0 为肥胖。然而，不同人种间的体脂水平和体脂分布存在差异，在同一体重水平上，中国人的体脂含量、心血管疾病等疾病的患病比例，以及死亡率都可能比白种人高。因此，我国的标准是：BMI 范围在 24.0 ~ 27.9 为超重，BMI 大于等于 28.0 为肥胖。尽管 BMI 已被作为衡量总体肥胖的指标，但仍具有一定的局限性，例如无法通过 BMI 判断身体不同脂肪（如皮下脂肪、内脏脂肪或在其他器官上堆积的异位脂肪等）在体内的分布情况，而这些信息需要利用磁共振等成像技术进行检测。不同的脂肪分布会导致不同的肥胖类型，比如我们常说的“苹果型”肥胖和“梨型”肥胖。“苹果型”肥胖又称为向心性肥胖，其主要特征是高腰臀比（waist-to-hip ratio，WHR），以内脏脂肪堆积为主，脂肪较多堆积在腹腔、肚子附近，比如常见的啤酒肚；而“梨型”肥胖的特征是低腰臀比，以皮下脂肪堆积为主，脂肪主要堆积在腿部及臀部。虽然肥胖整体增加了健康风险，但不同类型的肥胖对健康危害的大小也不尽相同。对美国人群的一些研究表明，心血管疾病与内脏肥胖成正相关，但与皮下脂肪含量无关。因此，脂肪堆积在皮下会比在腹腔内引起的健康风险小。所以，除了关注 BMI 外，身体脂肪分布情况也值得关注。目前，成像技术由于其复杂性难以广泛应用，所以衡量是否为向心性肥胖的主要指标是腰围。我国通常认为，男性腰围大于 90 厘米或女性腰围大于 85 厘米即为向心性肥胖。

超重和肥胖往往与代谢性疾病相关，通过引起机体代谢紊乱，导致 2 型糖尿病、肝脂肪变性等代谢性疾病的发生风险升高。肥胖可能引起脂肪组织的慢性炎症，促进炎症相关因子如 TNF-α、IL-6 等的分泌，炎症因子通过破坏胰岛素受体和胰岛素受体底物，如胰岛素受体底物 1（insulin receptor substrate-1，IRS-1）的磷酸化来诱导机体胰岛素抵抗。非酒精性脂肪性肝病（non-alcoholic fatty liver disease，NAFLD）也是一类常见的与肥胖相关的代谢疾病。据估计，肥胖人群中 NAFLD 患病率高达 90%，这充分说明 NAFLD 与肥胖有很强的相关性。肥胖引起的胰岛素抵抗和 2 型糖尿病的发生会导致

NAFLD 恶化，从而引起更为严重的非酒精性脂肪性肝炎（non-alcoholic steatohepatitis，NASH）和肝细胞肝癌（hepatocellular carcinoma，HCC）。另外，代谢性心血管疾病是肥胖的重要结局。一项对 2015 年全球肥胖相关死亡事件的统计发现，超过 2/3 与高 BMI 相关的病例死亡原因是心血管疾病。肥胖人群心血管疾病（包括冠状动脉疾病、心力衰竭等）的患病风险相对正常人群更高。一些相关研究结果表明，过度肥胖人群在冠状动脉疾病的临床表现出现前，就已加速了其动脉粥样硬化的进展。此外，有研究观察到肥胖人群有较高的循环血容量，每搏输出量和心排血量增加，从而给心脏增加了额外的负担，最终导致心室肥大，诱发心力衰竭。所以，控制肥胖的发生发展，也就能以“治本”的方式控制住代谢性疾病。

第二节
肥胖与超重的成因

一、遗传因素

肥胖的发生可由很多因素导致，其中遗传因素占重要比例。在一个特定的区域，如在同一个国家、同一个城市、同一个社区，甚至在同一个家庭中的人们，尽管可能饮食习惯、生活作息等相似，但他们仍然可能具有很大的体重差异，说明遗传因素在肥胖中起重要作用。在对小鼠的实验中，研究人员已证实遗传因素是引起肥胖的重要原因。美国科学家发现，瘦素或瘦素受体基因缺陷的小鼠体重是其他正常小鼠的 2 ~ 3 倍，且伴有严重的糖尿病及脂肪肝。在人群调查中，研究人员也已发现父母都肥胖或家族有肥胖史会使后代肥胖的概率升高。此外，一些基因缺陷也会引起肥胖，如普拉德 – 威利综合征（Prader-Willi syndrome，PWS）由 15 号染色体的基因缺陷导致，患儿一般在 2 岁左右开始出现食欲亢进，最终导致严重肥胖。近年来，一些关于 BMI 的全基因组关联分析研究，通过对大量人类样本中全基因组进行分型统计，寻找与疾病相关的遗传因素，陆续报道和鉴定了与 BMI 增加及肥胖相关的基因位点，如 *FTO*、*MC4R*、*TMEM18*、*KCTD15* 等。但单基因突变对肥胖的影响有限，仅从遗传因素的角度也无法解释近年来肥胖人数上升的趋势。事实上，遗传因素往往作为发生肥胖的内在基础，影响人们对于肥胖的易感性，与其他因素共同发挥作用导致肥胖。

二、生活方式

除遗传因素外，生活方式也是影响肥胖发生的重要因素。现代人生活方式的改变是近年来肥胖流行的原因之一。一方面，以高糖、高脂肪、高能量密度、低纤维为特点的西方饮食的流行导致人们的能量摄入量大大增加，且这类食物往往会刺激大脑的奖赏中枢，使人们在进食中产生快乐情绪，这又会进一步增加进食量。长此以往，多余的能量堆积在脂肪组织中，导致肥胖的发生。在一项对 3 000 名年轻人进行为期 13 年的跟踪研究中，发现经常吃快餐的人的体重比吃快餐次数最少的人平均重 6 千克左右，且腰围更大。另一方面，现代社会生产力的进步以及当代互联网产业的高速发展，在一定程度上减少了人们体力劳动的需求，使得部分人群的工作方式向“久坐不动”转变，进一步减少了人们的能量消耗。增加的能量摄入与减少的能量消耗相结合，共同促进了肥胖的发生与发展。

除“久坐多食”外，一些人“昼夜颠倒”的生活方式也进一步增加了肥胖的发生。万物都有其运行规律，生物体随昼夜更替形成了相应的节律，也就是生物钟。大到生物整体，小到分子细胞，不同层次的生命活动都会在一定的时间内发生规律的振荡变化。生物节律与人类的代谢活动息息相关，通常情况下在白天机体主要进行合成代谢，将摄入的糖和脂质转化为糖原和脂肪储存，到了夜间则主要进行分解代谢，将储存的能量释放出来供给机体利用。研究人员已经证实，破坏小鼠的节律会导致小鼠肥胖。人群研究也已证实，深夜进食会破坏肝脏节律、增加胰岛素抵抗的风险。此外，研究还发现节律基因的突变与睡眠周期和肥胖相关。因此，节律稳态和肥胖有着紧密的联系。在日常生活中，若人们的昼夜节律紊乱，会在一定程度上导致其机体代谢紊乱并引发肥胖。

三、其他因素

❶ **肠道菌群** 人类肠道中寄居了一群复杂多样的细菌群落，称为肠道菌群。近年来，相关研究发现肠道菌群对人类健康具有重要影响。肠道内大量菌群与机体形成共生关系，菌群能直接作用或通过其代谢产物间接作用于肠道外其他组织或器官上的相关受体，导致一些组织或器官（如脂肪、肝脏、心血管等）的代谢紊乱及肥胖的发生。

❷ **环境污染物** 伴随着工业的快速发展，环境污染问题日益严峻，而肥胖问题也与环境污染密不可分。对小鼠的相关实验研究发现，呼吸污染空气比呼吸洁净空气的小鼠体重增长更快；在对人群的跟踪研究中也发现，吸入环境中的细颗粒物（PM2.5），可增加人群肥胖及其并发症的发生风险。除空气污染外，其他类型的环境污染也是导致肥胖的诱因，如接触农业中广泛使用的有机磷农药、环境中的灰尘等都已被证实与肥胖相关。另外，著名的环境污染物双酚 A 曾广泛应用于制造塑料瓶的内涂层，以发挥杀菌消毒的作用。因其结构类似于雌激素，进入人体内会破坏激素平衡，导致肥胖和代谢性疾病的发生，并提高患癌风险等。

❸ **药物滥用**　抗生素被广泛使用于渔业、畜牧业、医药等行业领域，导致很多土壤和水源里都能检测到抗生素成分。抗生素进入人体后，除了可以改变肠道菌群，也可通过直接干扰线粒体等机制参与肥胖发生发展。例如，有研究发现常用抗生素阿奇霉素可通过其特异性破坏脂肪组织线粒体复合物功能，引起线粒体功能下降和肥胖。临床数据的研究也证实，在肥胖人群的脂肪组织中，阿奇霉素含量显著升高。因此，抗生素的滥用也可能是导致肥胖的原因之一。

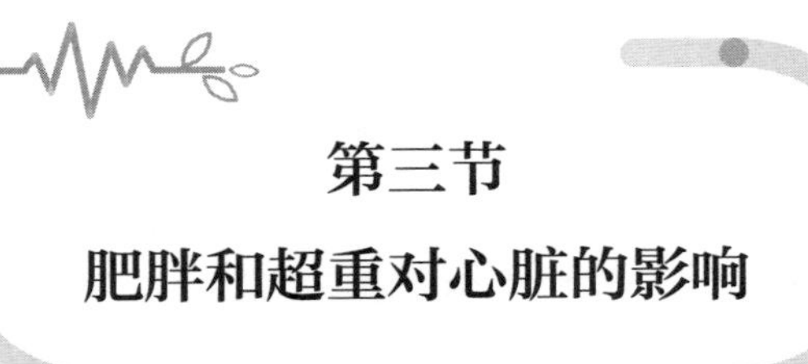

第三节
肥胖和超重对心脏的影响

一、引起心脏结构与功能变化

肥胖会对心脏的结构产生影响，主要表现为导致左心房直径增加以及左心室肥大。弗雷明汉队列研究发现，肥胖患者会出现左心房增大、心房颤动发病率升高的现象。肥胖患者的左心室肥大，进而会影响其心脏的舒张功能，肥胖患者心脏舒张功能障碍的发病率会随着其肥胖程度的增加而升高。

二、肥胖与冠心病的关系

肥胖是冠心病的独立危险因素。患有缺血性心脏病的肥胖患者，BMI 每升高 5，其死亡率会增加 40%。肥胖可通过多种机制影响患者动脉粥样硬化，进而发展为冠心病。肥胖可通过影响患者脂代谢、胰岛素抵抗，改变其血脂水平，进而影响患者动脉粥样硬化的进展，也可通过炎症、内皮功能障碍等加快动脉粥样硬化斑块的产生。以往弗雷明汉队列研究涉及多项超重和肥胖与冠心病的相关性研究。在涉及 2 252 名男性和 2 818 名女性（年龄范围 28～62 岁，随访 26 年）的研究中，最小相对体重是冠心病的独立危险因素。在这项研究中，经过26年的随访，相对体重增加的每个标准偏差预测冠心病和脑卒中的风险增加，男性为15%，女性为22%。在一项对2 039名男性和2 871名女性（年龄范围35 ~ 70岁，随访24年）的研究中，腹部和全身肥胖患者的冠心病发病率较正常人高。涉及44年的随访研究（年龄范围35 ~ 75岁）发现，超重和肥胖与冠心病的发病率增加有关。

三、肥胖与高血压的关系

肥胖也会引起高血压，通过激活患者交感神经，使去甲肾上腺素、皮质激素分泌增多，进而导致心率加快，肾小管对盐离子的重吸收增加。同时，脂肪组织可以通过瘦素、脂联素来调节动脉张力进而影响血压。瘦素可影响一氧化氮的产生，激活交感神经系统，引起钠潴留、全身血管收缩和血压升高。此外，肾素–血管紧张素–醛固酮系统在调节机体的血压和血管阻力方面发挥着重要作用，而血压和血管阻力会影响机体的心脏状态和动脉压。

四、肥胖与心肌纤维化的关系

肥胖与心肌纤维化存在着关联。有研究发现，肥胖可诱导细胞外基质发生变化，同时可增加机体心肌胶原蛋白的水平，从而引起心肌纤维化。脂肪可通过旁分泌的作用导致心肌脂肪浸润和纤维化。

肥胖引起的机体瘦素、脂联素水平的改变及慢性炎症状态可能与心肌纤维化相关。瘦素可以通过JAK激酶信号传送途径促进心肌纤维化、肥大；脂联素则可以阻碍血管紧张素Ⅱ诱导心肌纤维化；肥胖患者会出现全身慢性炎症状态，进而可能诱导心肌纤维化。

五、肥胖悖论

近年来，肥胖已成为一种流行病。高体重指数（BMI）是当今最重要的人口健康指标之一。BMI无法不直接量化体脂，但与体脂测量密切相关。与吸烟一样，肥胖会影响多个器官系统，并且是无数疾病的主要可改变风险因素。尽管如此，仍有报道称肥胖对慢性心力衰竭（CHF）和慢性阻塞性肺病（COPD）等慢性疾病患者的预后产生积极影响，被称为肥胖悖论。目前，有两种理论解释了这个悖论。一种是肌肉量假说，指出由于肌肉量更大、储备增加，肥胖患者更能适应急性加重期；另一种理论侧重于棕色脂肪组织及其对身体的抗炎作用。肥胖对心血管疾病的预后有益，存在“肥胖矛盾”现象。对进行经皮冠脉介入术（percutaneous coronary intervention，PCI）患者远期生存率的分析发现，与BMI正常的患者相比，肥胖患者的死亡率明显降低，术后5年生存率明显增加。对1 300余名冠心病患者的调查研究发现，与正常患者相比，肥胖患者具有较低的心血管疾病的发生率。BMI对患有严重心力衰竭的男性和女性患者存活率有不同影响，女性患者的存活率高于男性，这一机制尚不清楚。有研究对心力衰竭中肥胖矛盾现象的多种解释进行了研究，评估了肥胖对心力衰竭治疗的可能影响。在慢性心力衰竭患者中，与正常体重患者相比，超重和中度肥胖患者的存活率更高。近期的一项荟萃分析发现，在患有心力衰竭的患者中，肥胖患者比瘦患者预后更好。即使患有糖尿病慢性并发症，特别是心血管并发症的患者，高BMI也能提高患者生存率。肥胖矛盾是否是一个真实的现象，目前还没有形成共识。许多理论试图解释肥胖矛盾的机制，但目前只取得了较少的进展。体重减轻在心血管疾病患者预后中的作用尚未明确，也没有令人信服的建议指南，这一领域还需要进一步的研究。

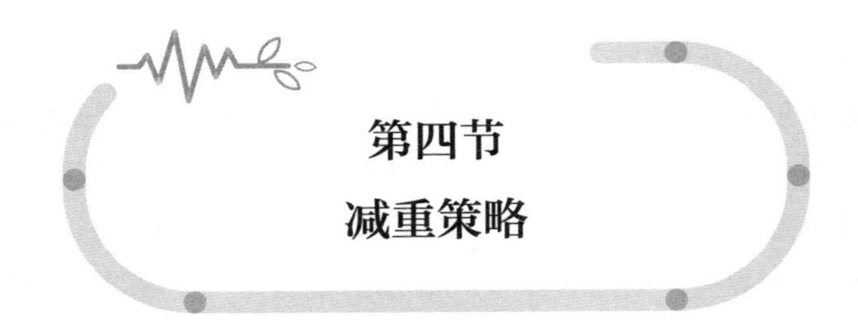

第四节 减重策略

一、改变生活方式

生活方式干预减重的总原则是使机体达到能量负平衡，饮食和运动是该干预方法的重要科学手段。应根据患者性别、年龄、BMI 和体力活动水平等选择不同的饮食模式。

❶ **肥胖的营养干预** 能量摄入大于机体消耗是肥胖的根本成因，因此对于肥胖者的营养防控首先是控制总能量的摄入，保证机体蛋白质及其他各种营养素需要，维持机体摄入与消耗之间的负平衡状态，并持续一定时间，使体重逐渐下降，以使其接近标准体重，从而达到减轻体重的目的。控制饮食和进行体力活动的联合治疗是取得疗效和巩固疗效的保证。

营养干预虽然是最基本的减重手段，但由于地域、种族及生活习惯等差异，很难统一。2021 年《中国居民膳食指南科学研究报告》提出的健康膳食的原则是：营养均衡、长期获益、提高生活质量和健康状态，肥胖患者也应遵循上述原则。调查显示：中国目前肥胖及代谢性疾病增加的主要营养危害在于人们饮食的不均衡，主要危险因素有：①高盐；②水果类摄入不足；③纤维素摄入少；④水产或海产类食品摄入少；⑤饮酒；⑥高脂或油炸；⑦外卖和加工类食品摄入过多。

健康膳食的原则包括以下两点。

（1） 多食：全谷物、蔬菜、水果、大豆及其制品、奶类及其制品、鱼肉、坚果，以及水（包括茶、咖啡）。

（2） 少食：①咸、腌、烟熏食品；②高盐食品；③高糖及加糖食品；④高脂及油炸食品；⑤畜肉；⑥酒及含糖饮料；⑦外卖餐食。

特殊膳食模式是为了满足特殊人群或人在特殊时期的生理需求和治疗与营养相关的病理改变而在一定时期或短期内采取的膳食方式。肥胖膳食与常规膳食的不同在于对三大营养素的比例做了不同的调整，主要包括低能量饮食、低碳饮食、生酮饮食等，饮食方式和时间的调整包括辟谷、轻断食、间歇性禁食等手段。

❷ **肥胖的运动干预** 合理的运动干预（有氧运动、抗阻运动、有氧合并抗阻运动等）能减轻肥胖，改善血压、血脂和胰岛素抵抗，降低高血压、2 型糖尿病、癌症的发生率，降低全因死亡率及心血管疾病死亡率，提高肌肉质量和骨密度，以及减轻焦虑和抑郁，改善心理健康、认知健康和睡眠等。

制定减重运动处方的流程：首先确定患者的肥胖原因、程度和健康状况；其次确定患者安全运动强度和有效运动强度，若有条件可通过运动负荷试验确定其安全运动强度；最后为患者制定科学有效的减重运动处方。运动处方包含 6 个基本要素，分别是运动项目、运动强度、运动持续时间、运动频率、运动注意事项和运动方案的调整。

WHO 提倡每个人每周需要进行 150 ~ 300 分钟的中等强度运动（如快走、慢跑等），或者 75 ~ 150 分钟的高强度运动（如篮球、快跑等）。运动主要通过增加能量消耗的方式使机体能量处于负平衡状态。一方面，运动过程直接增加了机体的能量消耗；另一方面，运动过程通过提升机体代谢率间接增加能量消耗。有研究结果表明，运动可以增加骨骼肌含量，并通过促进线粒体生物合成、快－慢肌纤维类型的转化以及能量代谢过程（如糖酵解），以增强机体基础代谢率，预防肥胖发生。

③ **肥胖的心理干预** 肥胖人群心理问题的发生率高于正常人群，其中抑郁、焦虑、进食障碍是发生率最高的 3 种心理表现（抑郁 27.7%，焦虑 17.2%，进食障碍 7.6%）。对进行减重手术后的肥胖患者随访发现，术前患有抑郁、焦虑等心理疾病或术后出现抑郁的肥胖患者更容易出现体重停止下降甚至反弹，预示减重效果不佳。此外，在神经质人格特质的人群中，焦虑、抑郁、压力性进食的发生率会更高。因此，肥胖症的治疗不仅仅局限在生活方式干预、手术减重等生理层面，更应关注对患者心理的干预，包括心理评估及心理、行为治疗。

（1）心理评估：

肥胖者常见的心理因素如压力、沮丧、抑郁等，容易导致过度进食并引发罪恶感而陷入恶性循环中，此类患者更可能因为各种心理、社会原因而拒绝寻求减重帮助，甚至引发自杀等高危行为。此外，减重所引起的能量负平衡和能量储备的降低会促使中枢和外周调节因素发生改变，从而导致减重者食欲的增加和能量消耗的减少，引起减重后复重。在医疗活动中，应对肥胖患者给予充分的尊重，仔细倾听并建立信任，通过心理评估及时发现可能存在的心理问题并给予积极的引导、干预，能够增加患者对减重治疗的信心，提高治疗效果。

（2）认知行为疗法（cognitive behavioral therapy，CBT）：

是通过调整超重和肥胖患者的生活环境及心理状态，帮助患者理解和掌握体重管理方法及了解肥胖带来的危害，从而做出积极的行为改变，其中包括自我监控、控制进食、认知重建和放松技巧等。行为干预包括对其激励、支持，指导自我监控（饮食、运动和情绪管理），从而更有利于保持减重效果，通过小组和面对面个人辅导对患者进行指导，以维持远期减重效果。

（3）人际心理治疗：

这是一种以改善患者的人际关系为重点的短程心理治疗。肥胖患者人际关系多较为敏感，超重和肥胖的儿童、青少年感受到的压力更大，自我意识水平、社会交往能力及自尊水平更低，消极的心理状态会进一步加深其超重和肥胖程度。人际关系的改善能够明显提高肥胖患者的心理、精神状态，具有更低的复发率。

（4）家庭治疗：

是以家庭为基础的综合干预方式，强调借助家庭的力量，充分调动肥胖患者本身的内在潜能，养成良好的饮食、运动和生活习惯。家庭成员的饮食习惯和静态活动为主的生活方式是肥胖发生的易感环境，可增加肥胖发生的危险性。儿童处于饮食、行为及生活习惯形成的重要时期，父母的行为习惯对儿童饮食、行为及生活习惯的形成有很强的协同作用。家庭干预后肥胖儿童的 BMI 将会降低、体重下降，血压、体脂等生理指标也会下降。

（5）社会支持：

来自家庭成员、亲戚朋友、医护人员及其他社会群体的社会支持通过积极效应、自我价值和行为塑造等模式，能够对肥胖患者的健康行为产生影响。对同伴和婚姻关系更加焦虑的肥胖患者会更容易产生不受控制的饮食行为、更低的身体活动水平和更高的BMI。通过以社会支持为基础的家庭干预不仅可以改变患者的健康行为，还会对整个家庭的体质量、饮食习惯、活动水平等健康相关行为产生积极影响。

（6）现代冥想辅助治疗：

现代冥想有机整合了中医的天人合一理论、情志理论、扶正理论以及五行学说、脏象学说和经络学说，充分利用传统医学的自然疗法和音乐疗法，并结合现代心身医学、心理治疗和正念冥想中的重要理论与实践，目前已逐渐用于临床上各类疾病的辅助治疗。肥胖患者通过练习现代冥想，可以有效缓解自身的精神压力，减少和转移对食物的欲望，从而发挥辅助减肥的作用。

二、抗肥胖症药

对于BMI为30或BMI为27且伴有肥胖相关疾病的肥胖人群，专家提倡对其进行辅助药物治疗。用于肥胖的抗肥胖症药主要是靶向中枢的食欲抑制剂和少量靶向外周组织的其他药物，通过改变机体能量摄入和消耗之间的平衡来降低体重。目前，靶向中枢的抗肥胖症药虽然可有效缓解肥胖，但同时会伴随着非常大的副作用。如安非他酮已在临床上证实可显著降低肥胖患者的体重。此外，安非他酮与纳曲酮（阿片类受体拮抗剂）联用，可以缓解过度饮食现象，但安非他酮与纳曲酮联合用药也会产生一系列不良反应，包括头痛、失眠、焦虑及便秘。奥利司他是目前市面上比较常见的作用于胃肠道的抗肥胖症药。它是一种胃和胰脂肪酶抑制剂，可阻止甘油三酯的水解，减少机体对饮食中约 30% 脂肪的吸收，相对于靶向中枢的抗肥胖症药来说比较安全，但也存在腹泻等风险。目前，60 毫克的奥利司他剂量已被批准用于非处方药，而 120 毫克的药物剂量则属于处方药。利拉鲁肽最初于 2010 年获批用于治疗 2 型糖尿病，后发现还可以通过中枢降低食欲，增强饱腹感，从而促进了利拉鲁肽在肥胖治疗中的发展。

三、减重手术

近年来，全球范围内人群的肥胖发病率急剧增加，肥胖已成为一个严峻的全球公共健康问题。重度肥胖（severe obesity）通常被定义为 BMI 达到 40 或更高。BMI 是根据个人身高和体重计算的指标，通过将体重（以千克为单位）除以身高（以米为单位）的平方来计算。重度肥胖及其相关并发症对人们的身体和心理健康造成严重危害。减重手术（bariatric surgery）又被称为肥胖手术，是一种通过手术来实现减重和治疗肥胖症的方法。该手术通过改变胃和 / 或肠道的大小或功能来降低机体食物摄入量或营养吸收。对于重度肥胖患者，减重手术被认为是实现短期和长期持续减重、改善并发症、降低死亡率以及提高生活质量的唯一干预措施。常见的减重手术有胆胰分流术（biliopancreatic diversion，BPD）、袖状胃成形术（sleeve gastroplasty，SG）、Roux-en-Y 胃旁路术（Roux-en-Y gastric bypass，RYGB），以及可调节性胃束带术（adjustable gastric banding，

AGB）等。这些减重手术都能够有效减重，并显著降低与肥胖相关代谢性疾病，包括糖尿病、非酒精性脂肪性肝病的发生风险。以 RYGB 为例，RYGB 术后患者的肠道微生物丰度增加，并显著下调与炎症相关的基因表达。此外，RYGB 术后还促进了代谢组织对葡萄糖的吸收，改善肥胖患者的胰岛素抵抗现象。然而，减重手术也存在着一定的外科风险。此外，减重手术一般通过改变胃促生长素、胆汁酸、肠道激素等的分泌来改变身体对食物的摄入量，这个过程也影响到了中枢前额叶皮层和多巴胺能信号通路，可能会提高机体对其他奖励如酒精的敏感性。因此，这些副作用也限制了减重手术在肥胖治疗中的广泛应用。

四、基因多态性

众所周知，通过饮食 / 生活方式干预可以有效减轻体重。然而，长期以来，在减肥试验中发现针对相同的干预措施个体之间存在明显的差异。除了行为和心理因素外，科学家们试图从遗传因素的角度探索个体差异的原因。

研究显示基因多态性在肥胖的发展中起着重要作用。最近的全基因组关联研究已经确定了与体重指数和体脂分布相关的多个多态性位点。①对于目前研究最多的 FTO 基因 rs9939609 位点，Meta 分析结果显示 FTO 基因 rs9939609 次要等位基因的携带与减肥干预后肥胖的差异变化无关；②部分 SNP 位点在肥胖干预实验中取得了比较一致的结果，FTO 基因 rs1558902 次要等位基因携带与肥胖干预的减肥获益有关；ADIPOQ 基因的 rs3774261、rs266729、rs1501299 位点的次要等位基因携带与肥胖干预血脂指标的改善有关，但由于研究的数量有限，部分研究集中于某些实验室，其结果尚待进一步验证；③大部分基因位点在肥胖干预实验中研究数量较少，并且一些 SNP 位点各研究结果之间存在高度异质性，尚不能对其在肥胖干预中的作用进行评估。

综上，基因多态性对肥胖干预影响的研究之间总体上存在较高的异质性。这一方面与受试人群、种族差异、干预方式、干预周期、体力活动、年龄及对干预实验的依从性等因素的影响有关，尚需在更多的大样本干预试验中进一步研究；另一方面，肥胖等复杂疾病的发生所涉及的因素很多，从基因方面，单独一个位点的作用可能不足以对肥胖的干预效果产生明显的影响，开展多基因的联合分析，综合评估多个不同基因的遗传变异影响，或许会为肥胖的精准干预提供更为准确的信息。

五、热疗

通过新的方式激活棕色和米色脂肪组织，可能有助于开发新的减肥策略。热疗法历史悠久，我国中医的熏蒸、艾灸、火罐等方法都与热疗相关。而近年来的许多研究也发现热水浴或桑拿等热疗法对肥胖以及代谢紊乱有一定改善作用，但全身性的热疗也可能会增加神经系统疾病和心血管疾病的发生风险，同样对健康有不利影响。对于热疗温度、热疗时间、治疗周期等细节，未来还需要进一步完善。在糖尿病患者或肥胖人群中，能否通过长期局部热疗提高棕色和米色脂肪组织的产热能力，从而改善肥胖及代谢性疾病进程，仍需继续探索。

第五章

营养处方的制定原则及落实

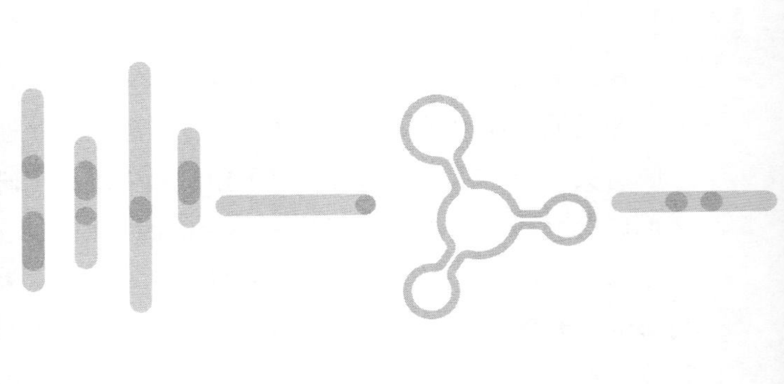

营养处方是心脏康复的五大处方之一，是关键且重要的处方，是心血管疾病一级、二级预防和康复的重要手段。科学合理的营养治疗可有效减少心血管疾病的危险因素，增加心血管疾病的保护因素，降低心血管疾病发生、发展的风险，而且能预防疾病再发作，减少患者再入院和住院天数，提高患者生存质量。

营养治疗包括客观的营养评估、准确的营养诊断、科学的营养干预以及全面的营养监测。

营养治疗具有多维性，不仅能起到营养支持的作用，还是一种通过调节营养结构的方式达到治疗营养不良、调节代谢、维持内环境稳态作用的治疗手段。营养治疗的目标是协助患者控制血脂、血压、血糖和体重，科学、合理地降低心血管疾病发生的危险因素，增加预防心血管疾病发生的因素，提供患者合理的营养选择，满足个体饮食习惯和能量需要，减少并发症的发生。

营养治疗包括营养教育和医学营养疗法，后者分为肠内营养和肠外营养。最常用的方式是口服营养补充，最现实的方式是部分肠内营养加部分肠外营养。选择营养治疗时要遵循膳食优先、口服优先、营养教育优先、肠内营养优先的 4 个优先原则。

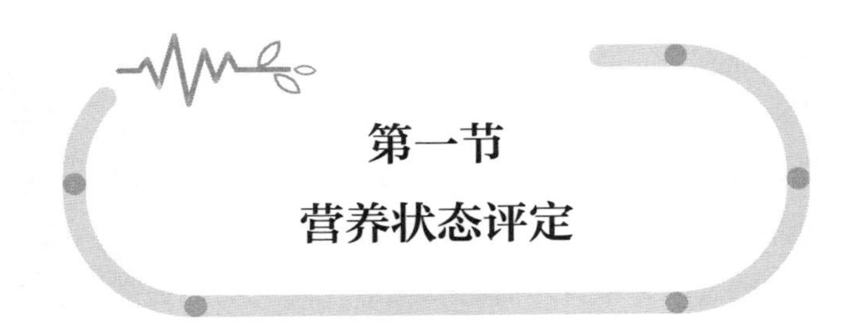

第一节
营养状态评定

营养状态评定分为两个方面：营养筛查与营养评定。

一、营养筛查

营养筛查旨在筛查出营养不良（营养不足）、营养过剩及存在营养风险的患者，是成人营养支持疗法的第一步，包括营养状态筛查和营养风险筛查。

简单的营养筛查指标包括单项指标和复合指标。

❶ **常用的单项指标** 包括体重指数（BMI）和血红蛋白、白蛋白、前白蛋白等常规生化指标。

体重指数（BMI）测算涉及体重、身高，数据易获得，结局分级清晰，是一种较为简便、快捷的筛查方法，适用人群广泛，可适用于具有医学背景的医生、护士、营养师，也可适用于不具有医学背景的社会工作者和学生等使用。因此，临床上亦常用BMI初筛患者的营养风险。消瘦：BMI小于18.5；正常：BMI为18.5～23.9；肥胖：BMI大于24。判定肥胖的标准：肥胖度（%）=［实际体重（千克）－标准体重（千克）］÷标准体重（千克）×100%，其中标准体重（千克）=实际身高（厘米）–105。肥胖度大于等于 10% 为超重；20% ~ 29% 为轻度肥胖；30% ~ 49% 为中度肥胖；大于等于 50% 为重度肥胖。例如，计算身高 165 厘米的人标准体重为 165–105=60 千克，实际体重为 90 千克，肥胖度为 50%，属重度肥胖。

❷ 纳入更多复合指标以提高筛查的敏感性和特异性的营养筛查工具　包括营养风险筛查量表（NRS 2002）、营养不良筛查工具（MST）、微型营养评定简表修订版（MNA-SF）、营养风险指数（NRI）等。其中，营养风险筛查量表（NRS 2002）、老年营养风险指数（GNRI）、控制营养状况指数（COUNT）等数据容易获取、公式计算简单、结果有效实用。

（1）营养风险筛查量表（NRS 2002）：NRS 2002 是目前唯一一个经过循证考究的营养风险筛查工具，在欧洲已经大规模应用，在国内可行性和应用价值仍在临床应用中进一步探究。该筛查工具涵盖了人体测量、近期体重变化、膳食摄入情况和不同疾病应激代谢下的营养需求（疾病的严重程度）共 4 个指标，通过年龄的校正，使得筛查结果更为客观，参考性更强，是一种复合指标筛查工具。

根据 NRS 2002，年龄小于 70 岁，营养风险总分 = 营养状态的虚弱程度评分 + 疾病严重程度评分；年龄大于等于 70 岁，营养风险总分 = 营养状态的虚弱程度评分 + 疾病严重程度评分 +1 分（年龄）。结局判定：评分小于 3 分为无营养风险，可继续观察，选择择期（如 1 周后）或是病情变化时重新评分；评分大于等于 3 分为存在营养风险，需进一步制定营养处方、实施营养干预。

营养状态的削弱程度评分分为正常营养状态 0 分、轻度 1 分、中度 2 分、重度 3 分。轻度：前 1 周的进食为正常需求的 50% ~ 75% 或 3 个月内体重丢失大于 5%。中度：2 个月内体重丢失大于5%或体重指数在18.5～20.5之间并全身情况受损或前1周的进食为正常需求的25%～50%。重度：1个月内体重丢失大于5%或体重指数小于18.5并全身情况受损或前1周的进食为正常需求的0%～25%。

不同疾病应激代谢下对营养的需求不同，疾病的严重程度评分分为正常营养需求0分、轻度1分、中度2分、重度3分。参考2022年我国发布的《营养风险筛查疾病严重程度评分专家共识》，轻度：急性心肌梗死、NYHA心功能Ⅱ～Ⅲ级、糖尿病、低蛋白、慢性疾病出现新的并发症等。中度：NYHA心功能Ⅳ级等。重度：急性生理与慢性健康评分APACHE大于10分等。

（2）老年营养风险指数（GNRI）

GNRI=1.489×人血白蛋白（克每升）+41.7×实际体重（千克）/理想体重（千克）

根据Lorenz方程计算，理想体重（男性）=身高–100–[（身高–150）/4]；理想体重（女性）=身高–100–[（身高–150）/2.5]。当实际体重大于理想体重时，则将实际体重/理想体重设定为1，GNRI大于98提示无营养不良的风险，GNRI小于等于98提示存在营养不良的风险，GNRI值为92～98为低风险，GNRI值为82～92为中风险，GNRI值小于82为高风险。理想体重=身高（米）^{2}×22，身高（米）^{2}×22代表BMI为22千克/米^{2}的理想体重。该项指标综合考虑了实际体重、身高及人血白蛋白的水平。GNRI数值越低表示营养不良风险越高。最初GNRI主要用来评估老年患者的营养不良及其相关发病率和死亡率。

（3）控制营养状况指数（COUNT）：COUNT是评估患者免疫营养状况的简易指标，涉及人血白蛋白（0、2、4、6）、血清总胆固醇（0、1、2、3）、淋巴细胞计数（0、1、2、3）3个指标的评分总和，以此评估患者能量储备、热量消耗及免疫状态。评分标准如下：白蛋白（克每升）大于等于35得0分，30～34.9得2分，25～29.9得4分，小于25得6分，胆固醇（毫克每分升）大于180得0分，140～180得1分，100～139得2分，小于100得3分。淋巴细胞计数（$\times 10^9$）大于等于1.6得0分，1.2～1.59得1分，0.8～1.19得2分，小于0.8得3分。总分为白蛋白得分、总胆固醇得分及淋巴细胞计数得分的总和。总分越高提示营养风险越高。总分0～1为正常，2～4分为轻度，5～8分为中度，9～12分为重度。

（4）营养风险指数：主要用于临床腹部大手术和胸外科术前患者全肠外营养支持效果的评价，依据白蛋白浓度、体重减少百分比进行营养风险评估，水肿、应激等症状对白蛋白浓度有影响的因素可能导致结果失准，使得该方法使用受限。NRI=1.519×白蛋白浓度（克每升）+41.7×目前体重（千克）/既往体重，既往体重指疾病前6个月或更长时间内的稳定体重。NRI大于100提示无营养不良，97.5～100.0提示轻度营养不良，83.5～97.5提示中度营养不良，小于83.5提示重度营养不良。

二、营养评定

营养评定是接受过培训的医生、护士、营养师对营养筛查出的存在营养风险患者或确定存在营养不良的患者的临床病史、营养摄入、营养代谢、机体功能等多种指标进行全面了解并进行综合评定，旨在确定患者营养目标，帮助患者制订营养支持计划，实施营养干预，亦可用来评估营养干预疗效，即在实施营养治疗后，应进行治疗后监测，定期对患者进行营养评价。

营养评定对象是具有营养风险的患者，因此在营养筛查后进行。营养评定需要通过医疗设备对血液、脏器等进行检测，在患者入院后尽快完成即可，暂未有具体时间限定。此外，营养评定费用总体相对较高，且完成时间相对较长。营养评定的执行者一般由经过专业培训的医生、护士、营养师等专业人员组成，以确保评定结果的准确性、特异性、敏感性。营养评定的内容更为复杂，收集的数据更为全面。由此可见营养评定与营养筛查从概念、内容、实施对象、执行人群、临床应用目的、执行时间、经济成本、时间消耗等方面均有诸多不同。

营养评定指标包括客观指标及主观指标，可细分为血液生化检查、人体组成、评定工具 3 个方面。人体测量（体质量、体重指数、腰围等）、人体成分分析（骨骼肌指数等）、实验室检验指标（血红蛋白、人血白蛋白、前白蛋白等）都可用来作为营养评定的客观指标，优点为数据客观。主观全面评定量表（SGA）、微型营养评定量表（MNA）、患者自评主观全面评定量表（PG-SGA）等营养评定工具优点为可纳入更多指标评定，为综合性评价指标，但存在一定主观性。以上指标都有助于对有营养风险的患者制定个体化营养支持计划，同时亦能将以上指标作为营养支持效果的监测指标，并依据指标变化来进一步评估治疗效果。

（1）主观全面评定量表（SGA）：SGA 是目前临床营养评估最常使用的评估工具，涉及体重变化、摄入量变化、活动能力改变、疾病负担等病史和体液情况、肌肉消耗、皮下脂肪丢失等体格检查结果。评估结果的准确性与执行评估的执行者专业水平能力密切相关。

（2）微型营养评定量表（MNA）：MNA 通过人体测量、整体评价、饮食评价、自我评定 4 个方面进行营养评定。人体测量包括小腿围、中臂围、BMI、体重变化；整体评价包括神经精神状态、活动能力、服药情况、既往疾病情况、自主生活能力等内容；饮食评价包括进食欲望、进食频次、蛋白质、流质、水果等摄入量、膳食模式等；主观评定包括对自身营养情况及健康状况的评定两个方面。总分为 30 分，MNA 值大于 24，提示营养状况良好；MNA 值为 17～23.5，提示存在营养风险；MNA 值小于 17，提示存在营养不良。该量表适用于年纪超过 65 岁的老年人及社区人群。

（3）患者自评主观全面评定量表（PG-SGA）：PG-SGA 由 SGA 进阶而来，分两部分，分别由患者自行填写与医护人员填写。患者自行填写的内容主要包括体重、饮食摄入、症状、活动功能，得分记为 a，医护人员负责对疾病年龄、代谢应激状态、体格检查的填写，各项得分别记为 b、c、d，量表的总分为 a+b+c+d，0～1 分提示营养良好，2～8 分提示可疑或中度营养不良、大于等于 9 分表明存在重度营养不良。

第二节 了解饮食习惯与行为方式

营养是影响心血管疾病的主要因素之一，膳食中过多的能量摄入，以及饱和脂肪酸、反式脂肪酸、胆固醇、食盐摄入过多，将增加心血管疾病的发生风险。因此，养成科学合理的饮食习惯和行为方式是预防心血管疾病的重要内容。

通过膳食史回顾法或食物频率问卷，了解、评估患者每日总能量、总脂肪、饱和脂肪、钠盐和其他营养素的摄入水平。问卷内容主要包括以下几项。

（1）饮食习惯和喜好。

（2）每日进食几餐（包括加餐）。

（3）主食摄入量。

（4）蔬菜、水果摄入情况。

（5）肉、蛋、奶制品（全脂或脱脂）摄入情况。

（6）烹调油脂、坚果类食物摄入情况。

（7）家庭调味品（食盐、酱油、鸡精、味精、腌制品等）的摄入情况。

（8）外出进餐的频率。

（9）进食时间及每餐进食量是否规律、固定。

（10）饮酒的习惯，计算每日酒精摄入量。

（11）吸烟的时间，是否准备戒烟。

（12）体力活动情况，目前体力活动水平。

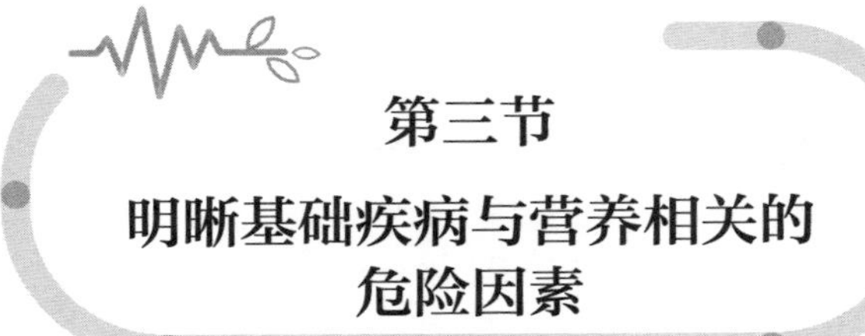

第三节 明晰基础疾病与营养相关的危险因素

详细询问患者的现病史、家族病史、既往病史；了解与心血管疾病相关的其他并发症；了解血糖、血脂、血压等内容；了解与营养相关的心血管疾病发病危险因素。

一、能量

心脏是人体内主要消耗能量的器官之一，其收缩活动需要大量的能量。心脏的心肌细胞具有大量的线粒体，线粒体进行能量代谢，将代谢底物的化学能转化为机械能以维持其泵血功能。任何能导致能量供应不足的因素都能造成心肌细胞的功能出现障碍，甚至导致心力衰竭。

二、碳水化合物

主食中的碳水化合物是能量最经济、最主要的来源，可以为脑、骨骼肌和心肌活动提供能量。然而，对于甜饮料、果汁和甜食中的游离糖摄入越多，则会导致机体患心血管疾病的风险越高。有研究显示，低碳水化合物饮食能减少心血管危险因素，降低人群 10 年患心血管疾病的风险，并可平稳降糖。

三、蛋白质

机体蛋白质摄入不足能诱发动脉粥样硬化，增加患心血管疾病的风险，主要机制与低蛋白血症相关。有研究表明，低蛋白血症会妨碍机体内血钙、载脂蛋白、胆固醇等物质的正常运输，导致脂代谢紊乱。炎症因子的释放、大量堆积增加动脉粥样硬化风险是蛋白质摄入不足诱发心血管疾病的另一机制。血浆白蛋白水平与急性 ST 段抬高心肌梗死患者的预后相关。纠正慢性心力衰竭患者的低蛋白血症症状可改善治疗效果和预后。高蛋白低热量膳食可改善患者心血管危险因素水平。

四、脂肪酸

摄入反式脂肪酸不仅会升高机体低密度脂蛋白胆固醇（low density lipoprotein cholesterol，LDL-C）水平，而且会降低高密度脂蛋白胆固醇（high density lipoprotein cholesterol，HDL-C）水平；用单不饱和脂肪酸和 ω-6 多不饱和脂肪酸代替饱和脂肪酸可以降低血浆总胆固醇和 LDL-C 水平，多不饱和脂肪酸比单不饱和脂肪酸降脂效果更好。

五、胆固醇

动脉粥样硬化是心血管疾病发生的病理基础，高胆固醇又是引起动脉粥样硬化的重要危险因素。有研究证实，血浆中的胆固醇易入侵受损的血管壁内膜并沉积在动脉血管壁上导致动脉粥样硬化。高胆固醇水平可导致血脂升高，血脂堆积在肝脏影响肝脏脂代谢是诱发心血管疾病另一原因。

六、电解质

机体的钠摄入量与血压直接相关。高钠饮食会诱发高血压，高血压是心血管事件发生的危险因素。其机制与增加心输出量、改变血管硬度、激活肾素－血管紧张素－醛固酮系统、心肌纤维化、心肌肥厚有关。有研究显示，低钠血症也会增加机体患心血管疾病的风险，其机制与心率增快、胰岛素抵抗、脂代谢紊乱相关。

钾能稳定细胞静息膜电位，维持正常水平的钾离子浓度对心血管具有一定的保护作用。其机制与抑制自由基形成、血管平滑肌细胞增殖、动脉血栓形成等有关。

七、维生素

维生素 C 具有强大的抗氧化功能，在抗血管内皮细胞氧化过程中发挥重要作用，可保护血管弹性，减少动脉硬化发生。同时，维生素 C 能通过胆固醇羟基化促进胆固醇代谢。维生素 C

还能清除自由基，减少脂质的过氧化反应，从而保护心肌细胞。PCI 患者术前加服维生素 C 可显著减轻其心肌细胞损伤。

有研究显示，维生素 K、维生素 D 也与心血管疾病的发生相关，但不同研究对此观点的结论不同。

八、水

水是人体内环境发生化学反应的媒介。科学饮水与慢性疾病的防治息息相关，水摄入量不足、饮水不当是多种慢性疾病的危险因素。机体水摄入量对血脂异常人群存在一定的影响。水摄入不足可从多方面影响高脂血症的发病，水摄入不足可妨碍胆固醇和甘油三酯代谢、增加血液黏稠度。对于心力衰竭患者而言，水摄入过多，会增加患者心脏负担，容易诱发心力衰竭发作。

九、膳食纤维

饮食中的膳食纤维摄入量与心血管疾病密切相关。摄入高膳食纤维可以改善血脂、调节血压和增强胰岛素敏感性。有研究指出，增加机体膳食纤维摄入量可降低患心血管疾病的风险。

十、烟酒

吸烟是动脉粥样硬化性心血管病重要的高危因素。香烟中具有毒害作用的尼古丁能诱发血管炎症反应、兴奋交感神经、改变血管内皮功能，进一步导致血管痉挛、血管弹性下降、血管斑块形成等一系列改变，大大增加机体患心血管疾病的风险。

有研究显示，饮酒会增加机体患心血管病及死亡风险。其机制与酒精进入体内在酶作用下转化为对心肌细胞具有直接毒性的乙醛有关。过度饮酒还会导致维生素 B_1 缺乏，从而导致心肌病的发生。

十一、肠道菌群

有益的肠道菌群可抑制胆固醇吸收，预防血管动脉粥样硬化，进一步预防心血管疾病的发生。但是，部分肠道菌群的代谢产物也可能通过各种不同的机制增加心血管疾病风险，诱发机体患高血压、动脉硬化、心力衰竭、心律失常。

十二、运动

运动具有调节自噬水平及功能的作用，预防自噬过度或不足引起心血管疾病的进展，改善心室重构。运动可通过干预表观遗传修饰酶及表观遗传修饰通路参与冠心病、心肌肥厚及心力衰竭等疾病的发生、发展。

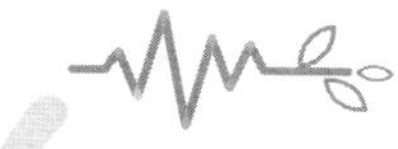

第四节
营养处方的制定原则

一、营养处方原则

❶ **能量**　总能量摄入与体力活动要平衡，保持健康体重，BMI 保持在 18.5 ~ 23.9。

❷ **碳水化合物**　占全天总能量的 50% ~ 55%。碳水化合物种类有单糖、双糖及多糖，应尽量选用富含多糖的食物以维持血糖的稳定。同时，应将游离糖摄入降到每日摄入能量的 5% 以下。

❸ **蛋白质**　《中国食物与营养发展纲要（2014—2020 年）》指出，人均每日蛋白质摄入量为 78 克，其中优质蛋白质应占 45% 以上。

❹ **脂肪**　膳食中脂肪提供的能量不超过总能量的 30%，其中饱和脂肪酸不超过总能量的 10%。每日烹调油用量限制在 20 ~ 30 克。尽量减少摄入奶油糕点、肥肉和煎炸食品，尽量不用椰子油和棕榈油。日常烹调应以煮、拌、炖、卤等少油制法为主。

❺ **脂肪酸**　摄入充足的多不饱和脂肪酸，占总能量的 6% ~ 10%。ω-6 与 ω-3 多不饱和脂肪酸比例适宜（即 5% ~ 8%：1% ~ 2%），即 ω-6 与 ω-3 比例达到（4：1 ~ 5：1）。适量

食用植物油（每日 25 克）。每周食用 1 ~ 2 次鱼类，优选深海鱼，每次 150 ~ 200 克，相当于 200 ~ 500 毫克 EPA（二十碳五烯酸，ω-3 多不饱和脂肪酸的一种）和 DHA（二十二碳六烯酸，ω-3 多不饱和脂肪酸的一种）。素食者可通过摄入亚麻子油和坚果获取 α- 亚麻酸。不主张盲目过量补充鱼油制剂，提倡从自然食物中摄取 ω-3 脂肪酸。

摄入适量的单不饱和脂肪酸，占总能量的 10% 左右。可适量选择富含单不饱和脂肪酸的橄榄油、茶油、玉米油、米糠油等烹调用油。

尽可能减少反式脂肪酸的摄入，控制其不超过总能量的 1%。同时，应少吃含有起酥油、人造黄油的饼干、糕点和油煎食品。

⑥ **胆固醇** 膳食胆固醇每日摄入量不应超过 300 毫克，中、重度胆固醇增高者每日胆固醇摄入量应低于 200 毫克。限制富含胆固醇的动物性食物，如肥肉、动物内脏、蛋黄、鱿鱼、墨鱼等。富含胆固醇的食物同时也多富含饱和脂肪，选择食物时应一并考虑。

⑦ **电解质**

（1）限盐：每天食盐不超过 6 克，包括味精、酱油、鸡精等调味品中的食盐，提倡食用高钾低钠盐（肾功能不全者慎用）。

（2）适当增加钾：使钾 / 钠 =1，即每天钾摄入量为 70 ~ 80 毫摩尔每升。每天摄入大量蔬菜水果来获得钾盐。

⑧ **维生素** 足量摄入新鲜蔬菜（每日 400 ~ 500 克）和水果（每日 200 ~ 400 克），包括绿叶菜、十字花科蔬菜、豆类、水果。餐餐都应有蔬菜，深浅搭配，其中深色蔬菜（紫色、深绿、黑色等）占 1/2 以上，每天应达 500 克。

⑨ **水**　每日主动饮水总量为 1 500 ~ 1 700 毫升，要减少或避免饮用含白砂糖的饮料。适量多次饮完（晨起 1 杯，睡前 1 杯，上、下午各 3 杯）。

⑩ **膳食纤维**　膳食纤维来源于蔬菜、水果和全谷类食物，每日足量摄入（25 ~ 30 克）。

⑪ **戒烟限酒**　戒烟是能够减少心血管疾病风险的有效手段。面对吸烟患者，须用明确、清晰的态度建议患者戒烟。评估患者戒断症状和戒断意愿。药物结合行为干预会提高戒烟成功率。

限制饮酒，预防和延缓心血管疾病的并发症。建议戒酒，如果不能戒掉，须严格控制饮酒量，白酒每日不超过 50 毫升，或葡萄酒不超过 250 毫升，或啤酒不超过 750 毫升。

⑫ **多样化饮食**　食物多样化，粗细搭配，平衡膳食。除了保证营养素摄入充足，还要保持食物多样、膳食丰富以保证营养素摄入全面。应以控制血压、血脂、血糖等为目标调整优化食物种类和重量。摄入不同食物来源的蛋白质会降低患高血压的风险。建议每日摄入 12 种、每周达到 25 种食物。

⑬ **规律进餐**　定时定量、规律进餐，合理加餐，每餐吃七八成饱，以促进餐后血糖稳定。

⑭ **药食同源**　食养有道，合理选择应用药食两用物质。人参具有抗氧化、清除自由基、改善心肌缺血的作用。黄芪通过促进血管生成、抗炎、抗纤维化、改善糖脂代谢、调节钙钾离子转运等多途径对心脏起保护作用。麦冬能增加心肌血流量，从而改善心肌缺血。石斛具有改善血管舒张功能、糖代谢、脂代谢、心肌收缩功能的作用。山楂具有促进胆固醇排泄、抗血小板聚集、拮抗肾素－血管紧张－醛固酮系统的作用。

⑮ **增加体力活动** 需要每天保持30分钟中等强度的运动，每周坚持5~7天。

二、营养处方的落实

改变患者膳食习惯往往需要改变患者长期维持的生活方式，难免与患者一贯的膳食思维观念存在冲突，以致患者难以接受并长期维持。由于患者对膳食干预反应不一，应深度分析影响因素并结合实际的可行性，因人、因时、因地制宜，针对不同类型患者为其制定个体化营养处方及营养教育。

指导患者改变膳食习惯和生活方式的“4A原则”如下。

评价（assessment）：对患者日常的饮食方式和食物摄入频次进行评价。

询问（ask）：通过询问进一步了解患者的观念、想法，了解不良生活方式无法改变的缘由。

劝告（advice）：对患者进行指导，不一味地否定，以鼓励为主，树立信心，从即刻行动，阶梯式进步，逐步改变不良生活方式。

随访（arrangement）：定期随访可加强患者的依从性、巩固已获得的成果，以设定下一目标。

三、营养处方的制定步骤

❶ **评价** 评价存在的膳食营养问题和诊断。通过膳食史回顾法或食物日记，了解、评估每日膳食摄入的总能量、总脂

肪、饱和脂肪、胆固醇、钠盐和其他营养素；使用 WHO 慢性病危险因素阶梯式监测（STEPS）核心膳食条目或食物频率问卷，评估果蔬摄入量、全谷类摄入量、鱼的摄入量、饮料和加工食品摄入量、餐次和零食情况，外出就餐的频率和酒精消费量。评价体力活动水平和运动功能状态，以及体格测量和生化指标，是否伴有肥胖、高血压、糖尿病、心力衰竭、肾脏病和其他合并症。评估应尽可能准确。

❷ **制定个体化膳食营养处方** 根据营养评估结果，以标准体重、每日标准能量推荐量为目标，同时针对促进疾病发生、妨碍疾病康复的不良膳食和行为习惯提出指导与修正建议，为患者制定个体化膳食营养处方。如明确进食食物种类、量化进食食物数量，让患者有更为具体、更能执行到位的行为指导。

❸ **膳食指导** 根据营养处方和患者个人饮食习惯制定食谱；健康膳食选择；改变错误的进食观念，指导行为改变，纠正不良饮食行为，例如对吸烟患者进行戒断意愿和戒断症状的评估。

❹ **营养教育** 对患者及其家庭成员进行营养教育，使其关注自己的膳食目标，并知道如何完成；了解常见食物中盐、脂肪、胆固醇和能量含量，各类食物营养价值及其特点；了解《中国居民膳食指南（2022）》、食品营养标签的应用；知晓科学运动对疾病康复的益处，避免不恰当的运动加重疾病的进程等。

❺ **注意事项** 将行为改变模式与贯彻既定膳食方案结合起来。膳食指导和生活方式调整应根据患者个体的实际情况考虑可行性，针对不同危险因素进行排序，循序渐进地改善。例如，对于长期酗酒的患者，不应立刻让其戒断，而是应先叮嘱患者要严格控制饮酒量，然后再逐渐减少饮酒量。

第六章

肥胖患者营养处方制定原则

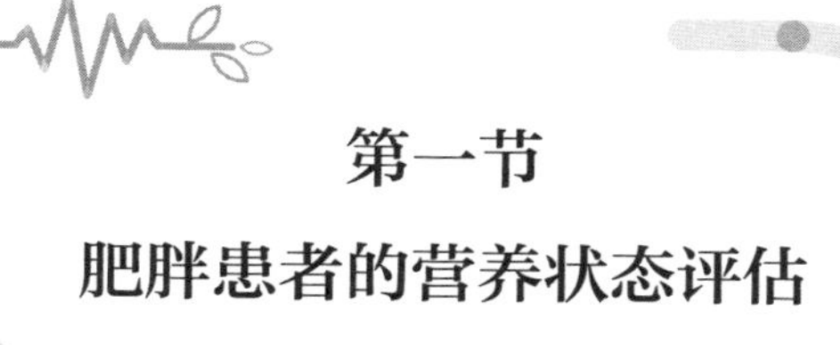

第一节 肥胖患者的营养状态评估

患者的营养状态与肥胖的临床结局密切相关，选择合理的评价方式对准确评估患者的营养状态具有重要意义。目前，用于评价人体营养状态的指标 / 方式主要包括：人体测量指标，如 BMI、肱三头肌皮褶厚度、上臂围、腰臀比等；实验室指标，如白蛋白、前白蛋白、转铁蛋白、维生素及微量元素等；营养评价工具，如营养不良风险筛查量表、主观全面评定工具等；影像学检查，如计算机断层扫描（computed tomography，CT）、磁共振成像（magnetic resonance imaging，MRI）及超声波成像技术等；人体成分分析，如生物电阻抗分析法、双能 X 射线吸收法等。

然而，以上评估方式对于肥胖患者均存在一定局限性。直接的人体测量结果及实验室指标简单易得，可较为客观地对患者的营养状态进行评估。其中，BMI 更是因其操作简便且实用性强等优点，成为临床工作中最常用的营养评价指标之一，但其特异性差，易受腹水及外周水肿等液体潴留的影响，且不能区分肌肉及脂肪组织分布，还须结合其他指标具体评估。营养评价工具主要使用病史及体格检查指标无创评估患者营养状态，并可对其进行动态监测，目前已用于临床工作中，但极易受主观因素影响。CT、MRI 及超声等影像学检查可以区分肌肉与脂肪组织含量，能客观地评估患者的营养状况，对预测临床结局有重要的指导意义，但其价格昂贵，且存在电离辐射等缺陷。人体成分分析具有无创及测量精准等优点，但须配有专业设备及人员进行操作，临床实用性较差。

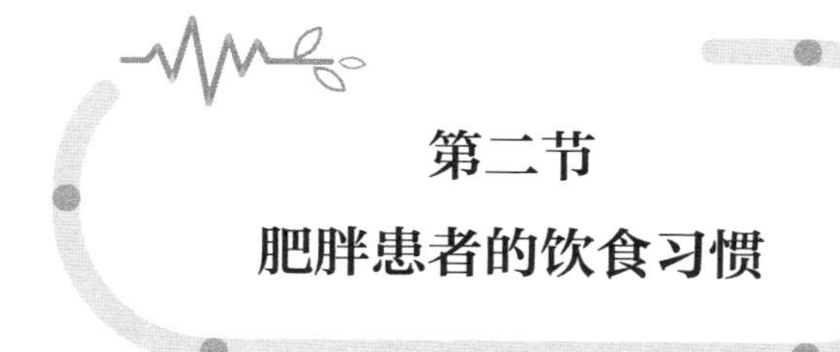

第二节
肥胖患者的饮食习惯

容易肥胖的人一般有 4 种饮食习惯，应尽量予以改变。

一、经常吃零食

零食大多是高能量食物，经常吃容易导致肥胖。一般来说，人体只通过一日三餐就可以吸收足够的能量维持日常活动。如果再吃零食，很容易导致这些能量“爆炸”转化成脂肪，使人体发胖。平时可以吃些瓜果或少量坚果。

二、喜欢吃口味重的食物

如麻辣食品、腌渍食品等口味重的食物会让人越吃越想吃，从而不经意吃很多，导致摄入很高的热量并逐渐增加体重。平时应保持清淡饮食和低盐、低油的烹调方法，不仅能控制食物热量，还能控制饭量，达到减肥的实际效果。

三、吃饱后睡觉

因为睡觉时人体的能量消耗非常低，而人体摄入的能量在一顿饱饭后又不能立刻被消耗，所以如果吃饱后就睡觉很容易发胖。晚餐离睡眠时间一般应不少于 2 小时，且晚餐应只吃七分饱，同时饭后 1 小时可以进行适当的运动。

四、吃得太快

如果吃得太快，食物没有经唾液分解、牙齿充分咀嚼，消化会变得比较缓慢，血糖上升也会比较缓慢，饱腹感会推迟，这时即使肚子已经饱了，大脑却还没反应过来，会导致吃得过多，所以吃东西要细嚼慢咽。

对老年人来说，随着人体的衰老，基本代谢功能下降，因此对能量的消耗也会减少，所以老年人会很容易发胖。而肥胖会加重人体心血管系统、肝脏和肾脏的代谢负担，所以老年人更要控制体重。

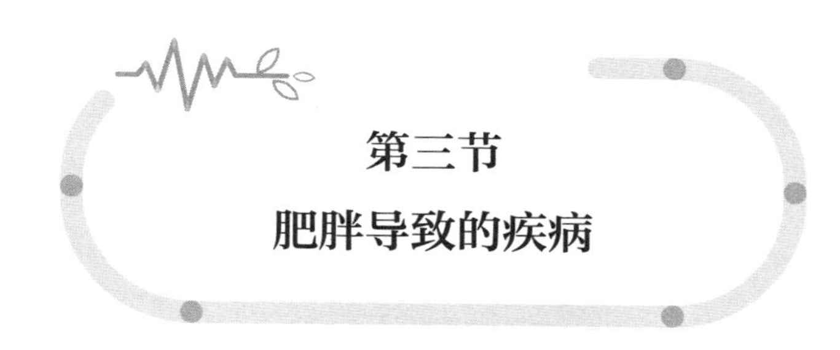

第三节
肥胖导致的疾病

一、糖尿病

糖尿病，特别是非胰岛素依赖型糖尿病的发生，与患者18岁以后体重的增加有关。当BMI大于22时，BMI数值每增加1，患糖尿病的概率就会增加25%。美国的一项调查表明，成年人中有27%的糖尿病初诊患者都是由于体重增加5公斤或更多所致。腹部肥胖是导致患非胰岛素依赖型糖尿病的一个主要因素。

二、高脂血症

在肥胖人群中，约有31%的人出现高脂血症。

三、冠心病

肥胖人群患冠心病的危险性高于标准体重人群。

四、心力衰竭

大量研究证实，超重和肥胖是引发心力衰竭相当重要的危险因素。

五、高血压

高血压的发病率会随着人体体重的增加而显著升高。

六、骨关节疾病

肥胖人群患各种肌肉、关节疾病的风险性更高，尤其是患关节炎、腰痛。

七、消化系统疾病

有研究表明，肥胖人群易患脂肪肝、胆囊炎、胆石症，另外，向心性肥胖者比周围性肥胖者更易患脂肪肝。另有报告表明，肥胖还与结肠癌的发生有关。

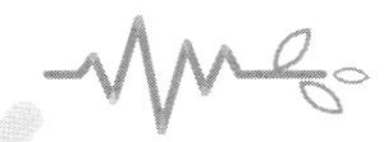

第四节 肥胖患者营养处方的制定原则

一、限能量平衡膳食

限能量平衡膳食（calorie restrict diet，CRD）指在目标能量摄入基础上每日减少能量摄入 500 ~ 1 000 千卡或较推荐摄入量减少 1/3 的总能量，其中碳水化合物占每日总能量的 55% ~ 60%，脂肪占每日总能量的 25% ~ 30% 的膳食模式。CRD 可实现有效的体重管理，提高机体大豆蛋白的摄入比例或乳制品的摄入量，可有助于增强减重效果。

二、高蛋白膳食

高蛋白膳食（high protein diet，HPD）指每日蛋白质摄入量超过每日总能量的 20%，但一般不超过每日总能量的 30% 的膳食模式。基于 74 项随机对照试验（randomized controlled trial，RCT）的系统评价研究显示，与常规蛋白质膳食相比，HPD 能显著减轻患者体重、缩小腰围。同时，有研究指出，HPD 可增加患者饱腹感、减轻饥饿感，有助于增强重度肥胖患者的减重依从性并维持减重效果。不同蛋白质来源的膳食补充剂均有助于减重，而增加乳制品来源的蛋白质对维持骨量具有一定的积极作用。在超重/肥胖的2型糖尿病患者中应用HPD时，应加强包括肾功能在内的临床监测。

三、低碳水化合物饮食

低碳水化合物饮食（low carbohydrate diet，LCD）通常指膳食中碳水化合物供能比小于等于40%，脂肪供能比大于等于30%，蛋白质摄入量相对增加，限制或不限制总能量摄入的一类饮食。极低碳水化合物饮食（very low carbohydrate diet，VLCD）以膳食中碳水化合物供能比小于等于20%为目标，生酮饮食则是VLCD中的极特殊类型。多项RCT研究和荟萃分析显示，短期LCD干预有益于控制体重、改善代谢，短中期应用LCD有利于超重/肥胖的糖尿病患者改善血糖控制，但LCD的长期安全性和有效性尚不明确，且由于对食物的选择具有局限性，患者膳食纤维、钙、碘、镁、锌、铁的摄入量可能低于推荐摄入量，故不推荐儿童和青少年以减重为目的长期执行。在充分考虑安全性的情况下，尝试其他减重饮食模式干预无效后，可在临床营养师的指导下进行短期生酮饮食管理，除监测血酮体外，还应监测肝肾功能、体成分的变化，并密切关注血脂水平。

四、间歇性能量限制

间歇性能量限制（intermittent energy restriction，IER）是

按一定规律在规定时期内禁食或给予有限能量摄入的饮食模式。目前，常用的 IER 包括隔日禁食法、4∶3 IER 或 5∶2 IER（连续 / 非连续日每周禁食 2～3 天）等。与常规饮食相比，IER 干预可减轻超重 / 肥胖者的体重，改善脂代谢指标。但是，与持续能量限制（continuous energy restriction，CER）相比，IER 的优势并不明显，而不同类型 IER 的减重效果亦无显著性差异。在非糖尿病的超重 / 肥胖者中，IER 可改善其胰岛素抵抗水平，提高胰岛素敏感性，但对血糖的影响尚不确切。针对健康志愿者、老年人群的研究显示，IER 的不良事件发生率较低，且未发现严重不良事件。系统评价、分析了 IER 方案对代谢综合征、糖尿病前期和 2 型糖尿病患者的有效性和安全性，结果显示 IER 总体有效且相对安全。另一项研究结果显示，IER 虽然增加了上述患者中低血糖的发生风险，但其总体发生率较低，且可随药物的调整而得以改善。

五、低血糖指数饮食

低血糖指数（glycemic index，GI）食物具有低能量、高膳食纤维的特性，可使机体胃肠道容受性舒张，增加饱腹感，有利于降低总能量的摄入。一项纳入 101 项研究共 8 527 名参与者的系统评价显示，低 GI 饮食对减重有良好的效果。另一项纳入 14 项 RCT 的系统评价则证实，低 GI 饮食可改善胰岛素抵抗。限制总能量的低 GI 饮食可减轻肥胖者的体重，且短期减重效果优于高 GI 饮食。研究显示，低 GI 组受试者的体重减轻程度明显优于高 GI 组，但两组受试者腰围、体脂含量、瘦体重和静息能量消耗变化无显著性差异。

六、多种饮食模式

高血压饮食疗法（DASH）强调饮食中要增加蔬菜、水果、低脂（或脱脂）奶及全谷类食物摄入，减少红肉、油脂、精制糖及含糖饮料的摄入，进食适当的坚果、豆类，从而提供丰富的钾、镁、钙等矿物质和膳食纤维，增加优质蛋白质和不饱和脂肪酸的摄入，减少脂肪尤其是饱和脂肪酸和胆固醇的摄入。多项 RCT 研究显示，与常规饮食相比，DASH 可有效降低超重 / 肥胖者的体重、BMI 和体脂含量，部分研究还显示可显著降低超重 / 肥胖者的胰岛素水平。

地中海饮食的结构特点是以植物性食物为主，包括全谷类、豆类、蔬菜、水果、坚果等；鱼、禽、蛋、乳制品适量，红肉及其产品少量；食用油主要为橄榄油；适量饮红葡萄酒，同时不饱和脂肪酸摄入量较高。充足的证据表明，与常规饮食相比，地中海饮食可有效降低超重 / 肥胖者、糖尿病和代谢综合征患者及产后女性的体重。

七、代餐食品减重

代餐食品是为满足成人控制体重期间一餐或两餐的营养需要，代替部分膳食，而专门加工配制而成的一种控能食品。多项研究显示，食用代餐食品有利于减重以及改善肥胖相关疾病（如高血脂、高血糖等）的危险因素。减重期间建议选择符合行业标准的代餐食品，并同时服用复合维生素和矿物质补充剂，以保证减重期间的营养充足。短期食用代餐食品减重是安全的，患者出现严重不良反应少，耐受性较好，可通过减轻体重改善糖尿病患者的血糖，减少代谢综合征和心血管疾病患者的心血管事件危险因素，但代餐食品的长期安全性仍有待进一步研究证实。

八、生物节律与减重

限时进食法（time-restricted feeding，TRF）是指限制每天的进食时间，禁食 3～21 小时，白天或夜间均可禁食的一种饮食方式，常见有 4 小时、6 小时、8 小时禁食 3 种限制类型。有研究显示，短期应用 TRF 干预可减轻患者体重，但关于 TRF 对患者体成分、胰岛素抵抗、血脂代谢产生的影响结果不一，且目前尚无足够证据证明 TRF 对减重的长期效果。

九、微量营养素

医学营养减重除关注总能量和宏量营养素比例外，微量营养素缺乏同样需要引起重视。对肥胖者进行低能量膳食干预时，由于食物总摄入量减少或种类受限，营养素缺乏的风险上升。尤其是极低能量膳食可能引起肥胖者体内微量营养素缺乏，其维生素或微量元素摄入不足的风险更高，应同时补充复合维生素与微量元素。

十、肠道微生态

近年来，有研究表明，肠道微生物在代谢调节和食物消化中发挥作用，且肠道菌群与肥胖存在密切联系。肠道菌群的代谢活动影响营养物质的吸收，可通过促进饮食成分的能量代谢以及能量存储和消耗影响能量平衡。儿童或成人肥胖者短期内服用特定益生元或富含益生元的食品可能获得更好的减重效果。含有特定菌株的益生菌可能有助于伴有非酒精性脂肪性肝炎、糖尿病等代谢性疾病的肥胖者减重和改善代谢指标，但尚需更多研究进行证实。现已有证据不支持肥胖者常规通过粪菌移植进行减重。

十一、医学营养减重与营养教育

有多项研究表明，营养教育可增加个体与群体营养相关知识，改变其饮食结构、饮食习惯和依从性，降低能量摄入，增加运动量，降低血脂、血压，改善血糖、糖化血红蛋白水平和胰岛功能，进而达到减轻体重、降低 BMI 和肥胖发病率的目的。另外，营养教育可显著改善肥胖者的社会心理相关指标，如显著降低其抑郁评分。基于互联网小程序 / 手机应用程序，采用在线营养知识理论教学的形式，提供营养和运动等相关建议是营养教育的有效手段。

第七章 高血压营养处方制定及注意事项

中国心脑血管病患病率处于持续上升阶段。《中国心血管健康与疾病报告2022》指出我国心脑血管病现患人数3.3亿，其中脑卒中1 300万，冠心病1 139万。2020年，在我国城乡居民的死亡原因中，心血管病排在第一位，高于肿瘤及其他疾病。以脑卒中和冠心病为主的心脑血管病，是高血压最主要的并发症。我国心脑血管病患病率及死亡率的现状，与我国高血压现状相关。

据《中国心血管健康与疾病报告2022》推算，目前我国18岁及以上居民高血压患病人数为2.45亿。控制高血压可减少脑卒中风险35%~40%，减少心肌梗死风险20%~25%。高血压管理已成为遏制我国心脑血管病流行的核心策略和社会共识。其中，日常生活方式管理是高血压治疗及管理的基础，而膳食营养是日常生活方式管理的核心内容之一。

饮食中钠盐的高摄入量与血压升高及高血压发病风险直接相关。膳食中适度减少钠盐摄入可有效降低血压，减少需要降压治疗的人数，还能减少脑卒中和冠心病的死亡率。然而，当前我国居民饮食中钠盐的摄入情况不容乐观。据《中国居民营养与慢性病状况报告（2020年）》显示，目前我国居民人均每日烹调用盐量为9.3克，日常饮食中食用盐、油的平均摄入量仍远高于推荐量。2018年，中国居民的膳食每日钠摄入量高于2 000毫克的仍占86.7%。

除了钠盐摄入问题，膳食模式的合理性同样影响着高血压的发病风险及危险程度，适当减少能量摄入有利于血压和血脂的降低。《中国高血压防治指南（2018年修订版）》建议，高血压患者和有进展为高血压风险的正常血压者，合理的膳食模式为以富含膳食纤维的全谷物（如杂粮）和薯类、植物来源的蛋白质、水果、蔬菜、低脂乳制品为主，减少饱和脂肪和胆固醇摄入。高血压饮食疗法因所含食物富含新鲜蔬菜、水果、低脂（或脱脂）乳制品、禽肉、鱼、大豆和坚果，少糖、含糖饮料和红肉，饱和脂肪和胆固醇水平低，富含钾、镁、钙等微量元素，以及优质蛋白质和纤维素，从而得到指南推荐。然而，《中国居民营养与慢性病状况报告（2020 年）》同样显示出我国居民膳食结构不合理的趋势仍在延续，表现为脂肪供能比持续增加，高油、高糖等能量密度高、营养素密度低的食物摄入较多，蔬菜、水果、豆类及豆制品摄入不足，主食精细化等。

上述高血压营养膳食的现状反映出，尽管我国已出台多个涉及高血压营养膳食建议的指南或专家共识，但是国民饮食习惯的实际理念和行为并没有出现实质性的转变。在当前高血压人群的营养膳食指导和健康教育临床实践中，存在着机械刻板、理论说教、难以操作的普遍现象，尤其是存在食物重量很难量化，或者即使量化后也存在长期依从性差的困境。

因此，在高血压人群中准确、及时地评估患者的营养状态，发现其存在的不合理营养膳食习惯，在遵守指南和共识的指导下，有针对性地制定个性化、可行性高、依从性佳的精确营养处方，是进行高血压管理的重点和难点之一。

第一节 高血压营养膳食建议原则

高血压本身为心血管疾病之一，同时也是冠心病等心血管疾病的危险因素，高血压患者的营养膳食既需要遵循心血管疾病营养治疗的共性原则，又需要遵循高血压病自身特点的个性营养膳食原则。参考《中国高血压防治指南（2018年修订版）》及《心血管疾病营养处方专家共识》等指南或共识性文件，建议高血压患者营养处方制定的原则如下。

一、限制能量

以维持健康体重为目标。体重超重和肥胖者，根据健康体重，按每千克20~25千卡（1千卡=4.184千焦）计算每日摄入的总能量；或通过膳食调查评估后在目前每日能量摄入量的基础上减少500~1 000千卡。

二、平衡膳食

食物应多样化，粗细搭配。选择低脂肪、低饱和脂肪膳食，反式脂肪酸摄入不超过总能量的 1%，多不饱和脂肪酸摄入需充足（总能量的 6% ~ 10%），单不饱和脂肪酸需适量（总能量的 10%）。同时，应尽量减少摄入肥肉、动物内脏、鱼子、鱿鱼及奶油等。尽量不食用椰子油和棕榈油，少吃含人造黄油或起酥油的糕点、饼干，少吃油炸、油煎过的食物。适量食用植物油，每天烹调用油量控制在 20 ~ 30 克。每周食用鱼类不少于 2 次。摄入足量的新鲜蔬菜（每日 400 ~ 500 克）和水果（每日 200 ~ 400 克）。从蔬菜和水果中摄取足够的膳食纤维（每日 25 ~ 30 克）。三大营养素供能比例为蛋白质 10% ~ 15%，脂肪 20% ~ 30%，碳水化合物 55% ~ 60%。

三、吃动平衡

摄入的总能量与体力活动要匹配。建议患者每天进行不少于 30 分钟的中等强度有氧运动，每周运动 5 天。

四、控钠增钾

推荐高血压患者每日食盐用量控制小于 5 克（包括调味品、酱菜等所含的食盐），提倡低盐膳食，限制或不食用腌制品。适当增加钾摄入量（每日 3.5 ~ 4.7 克），建议从自然食物中摄取。

五、钙镁足量

推荐患者通过饮用牛奶、食用蔬菜和水果来获得足量的钙、镁。

六、限制饮酒

尽量少喝或不喝含酒精饮品。

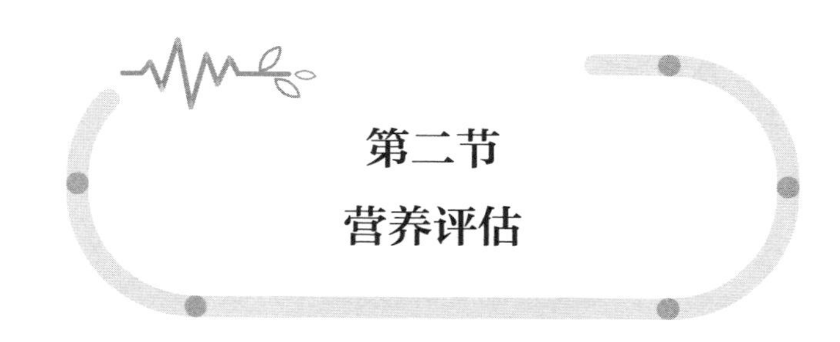

第二节 营养评估

一、营养状态评估

制定高血压营养处方前，需要进行营养状态及风险评估。使用工具如老年营养风险指数（geriatric nutritional risk index，GNRI）、营养控制状态评分（controlling nutritional status，CONUT）等，相关评估工具详情参见本书第五章第一节内容。近年来，客观营养状态评估工具陆续出现，如老年人营养风险指数、营养控制状态评分等评分工具，具有简易、低成本、较全面等优势，可以协助评估高血压患者的营养状态及营养治疗方案的制定和调整。

二、饮食习惯及身体状况评估

制定高血压营养处方前，需调查患者日常饮食习惯、当前饮食状态及食欲情况，包括日常生活中每日进餐次数、用餐时间长短、进食方式、摄入食物的种类和量，以及饮食是否有规律、有无偏食及烟酒嗜好等，并了解其日常体力活动情况。通过调查结果估算患者日常膳食摄入的总能量、摄入能量与日常体力活动匹配情况、三大营养素供能比例情况、食盐摄入量及饱和与不饱和脂肪酸摄入情况等。

通过测量患者身高、体重、BMI、皮褶厚度等并与正常标准数值作比较，同时评估患者消化系统功能（口腔、牙齿、吞咽、胃肠道功能及排便情况等），以此作为制定饮食计划的重要依据。

患者的血液、尿液、粪便的生化检验，如血清蛋白、血脂、血糖、电解质等，以了解患者体内各种营养素水平，作为评价营养状况的客观指标。

了解患者的用药情况，包括抗高血压药，尤其是利尿药的用药情况。并结合其生化检验的电解质水平、肾功能等，注意维持血液电解质平衡。

三、影响进食习惯的因素评估

❶ **社会文化因素** 评估患者所在地域文化、居住环境、家庭背景、经济水平、文化教育、民族宗教等社会文化因素对个人的饮食习惯或嗜好、偏爱的影响。

❷ **疾病影响因素** 评估高血压患者与疾病相关的影响因素对营养膳食结构、进食习惯的影响。患者血压波动、心理情绪状态、睡眠情况、用药情况等均可能导致患者机体交感神经兴奋，抑制胃肠道蠕动和消化液的分泌，引起食欲下降。

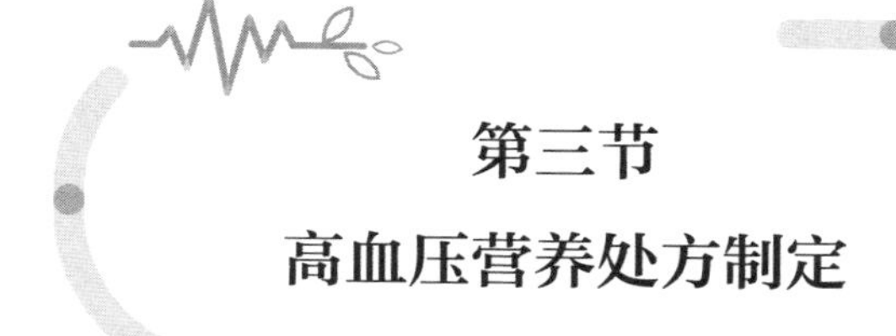

第三节
高血压营养处方制定

高血压作为一种慢性非传染性疾病，对其患者的膳食营养管理是需长期甚至终生贯彻的。为高血压患者制定营养处方，必须具有日常易操作性以及可持续性，能使患者维持较好的依从性，并使患者掌握自我膳食营养管理的方法。因此，除了制定具体的营养处方外，还必须重视指导高血压患者改变膳食习惯。

一、改变膳食习惯的指导方法

充分运用可以改变患者膳食习惯和生活方式的“4A 原则”（具体可见第五章第四节相关内容），以培养患者自我膳食营养管理的能力，提高其对营养处方的长期依从性。

二、制定个体化膳食营养处方

高血压膳食营养处方在遵循营养处方制定一般流程的同时，还需要结合患者的营养状态和营养风险等评估结果，并结合患者在膳食营养和行为习惯方面存在的个性化问题，参考高血压患者营养膳食建议原则来制定，以达到个性化的目标。参考流程如下：

❶ **计算标准体重** 此处所述为成年人标准体重，可参考多种计算方法，常用公式列举如下。

世卫组织标准计算方法：男性，标准体重（千克）=［身高（厘米）–80］×70%；女性，标准体重（千克）=［身高（厘米）–70］×60%。

标准体重（千克）= 身高（厘米）–105。

布洛卡公式：身高在165厘米以下者，标准体重（千克）= 身高（厘米）–100；身高在165厘米以上者，标准体重（千克）= 身高（厘米）–110。

适合亚洲人标准体重计算公式：标准体重（千克）=［身高（厘米）–100］×0.9

针对以南北地区划分的中国人群的公式：北方人理想体重（千克）=［身高（厘米）–150］×0.6+50；南方人理想体重（千克）=［身高（厘米）–150］×0.6+48。

❷ **计算每日能量摄入量** 按每千克标准体重20～25千卡计算每日摄入总能量。体重超重和肥胖者可以根据标准体重计算，或在目前实际每日能量摄入量的基础上减少500～1 000千卡。结合营养评估结果，根据营养不良状态及营养风险，以及患者病情、体型及体力活动水平，可进行个性化调整。

❸ **制定处方** 以计算的每日能量摄入量为依据，根据高血压患者营养膳食建议原则，参考高血压营养治疗食物建议（除食用盐摄入量需按要求外，基本与心血管疾病营养治疗食物建议相同）来制定具体膳食处方，同时应根据患者个体的实际情况考虑可行性，针对不同危险因素进行排序，列出每日参考食谱，见下表7–1。

表 7-1　高血压营养治疗食物建议

食物类别	每日摄入量 / 克	可选择品种
谷类	250～400	标准粮（米、面）、杂粮
肉类	75	瘦肉、牛羊肉、去皮禽肉、鱼肉
蛋类	每周 3～4 个	鸡蛋、鸭蛋
奶类	250	脱脂 / 低脂鲜牛奶、酸奶
大豆	30～50	黄豆、豆制品
新鲜蔬菜	400～500	深绿叶菜、红黄色、紫色蔬菜
新鲜水果	200	各种新鲜水果
食用油	20	橄榄油、茶油、豆油、花生油等
添加糖	＜10	白砂糖、红糖
盐	＜5	高钾低钠盐

营养处方制定后，需要复核计算所配给膳食的总能量是否超过所拟定的能量摄入量，以及蛋白质、脂肪、碳水化合物比例是否合理，是否符合平衡膳食及低钠、低饱和脂肪酸的要求等。同时，需要考虑可影响患者进食的因素，并选择合适的烹煮方法及菜品。

第四节
控制钠盐摄入技巧

高血压营养治疗中尤其强调控制钠盐摄入，因此在营养处方制定和实施中，必须掌握减少患者钠盐摄入的方法和技巧。

建议患者每人每日摄入盐量小于 5 克，但在日常生活中不太可能用精确天平去称取食盐量。可取一个普通啤酒瓶盖，去掉内部胶垫，将盐装满瓶盖，上部与瓶盖齐平时，盐量约为 6 克，如果不去胶垫，盐量约为 5 克。在患者对 5 克盐的体积有直观认识后，在摄入食物的时候就可以做到“心中有数”。

此外，还应提醒患者，日常所摄入的食盐，除了烹调时加入的盐分外，还有一部分是来自食物本身所含的盐分。日常摄入的食物按含盐量可分为高盐、中盐和低盐食物。每 100 克含盐量大于等于 1.5 克、每 100 克含钠量大于等于 0.6 克的食物为高盐食物；每 100 克含盐量为 0.3 ~ 1.5 克、每 100 克含钠量为 0.1 ~ 0.6 克的食物为中盐食物；每 100g 含盐量小于 0.3 克、每 100 克含钠量小于 0.1 克的食物为低盐食物。高盐食物和调味品（如酱油、榨菜、咸菜、黄酱、味精等）的含盐量不容忽略。因此，在估算自己每日食盐摄入量时，还需要计算摄入食物本身所含盐分。

中国疾病预防控制中心营养与健康所编著的《中国食物成分表》已出版至标准版第 6 版，但是在实际操作中，不可能将摄入的食物一一查对其含盐量。因此，患者可通过以下方法估算含盐量。对于有食品包装的食物，患者可以查阅包装标签中的营养成分表，结合上述食物含盐量的定义去判断属高盐食物还是低盐食物。如果是无包装的散装食物，或是包装丢失，患者需要熟悉了解日常生活中常见食物的含盐量。如一勺酱油（约15毫升）含盐量约为5克，一小块豆腐乳（约10克）含盐量为1克，一根火腿肠（约100克）含盐量为2.5克，100克豆腐干含盐量约为3克，100克挂面含盐量约为3克，100克咸味饼干含盐量约为2克，30克海米含盐量约为4克。常见高盐食物有咸菜、酱菜、咸蛋等腌制食品，火腿、鱼罐头、肉罐头等加工肉及肉制品。在摄入某种特定的食物前，患者需要判断其含盐量，从而进食含盐量低的食物，避免进食含盐量高的食物。

患者在日常生活中进行控盐时，可参考下列方法和技巧。

（1）用限盐勺、限盐罐控制家庭烹饪食盐用量。

限盐勺的容量以平勺为标准。例如，做四口之家的一日三餐，使用2克盐勺，全家一日食盐用量最多不得超过12勺。若同时食用其他高盐、中盐食品，或家中有高血压患者，则需在此基础上减少食用盐用量。如果难以记住使用限盐勺量取食盐的数量，可采用限盐罐。每日做饭前按照全家每天推荐摄入量计算好当日用盐总量，一次性放入限盐罐，以确保当日食盐添加不超过限盐罐水平。

（2）在烹饪过程中，少放酱油或酱料等。

如果在烹饪过程中计划加入酱油或酱料，应相应减少食盐的添加。如果觉得食物过于寡淡，出于改善食物风味的目的，建议可使用天然调料或佐料，如采用葱、姜、蒜、辣椒、花椒等天然调味品，避免过量加盐。

（3）烹饪可选用低钠盐。

低钠盐是以普通食盐为基础，内含 30% 左右的氯化钾。选用低钠盐可预防高血压、脑卒中、冠心病等心脑血管疾病。需要注意的是，患有慢性肾衰竭、肾功能不全、高钾血症或服用保钾类利尿药的人群，在选择低钠盐时，须谨慎或遵医嘱。

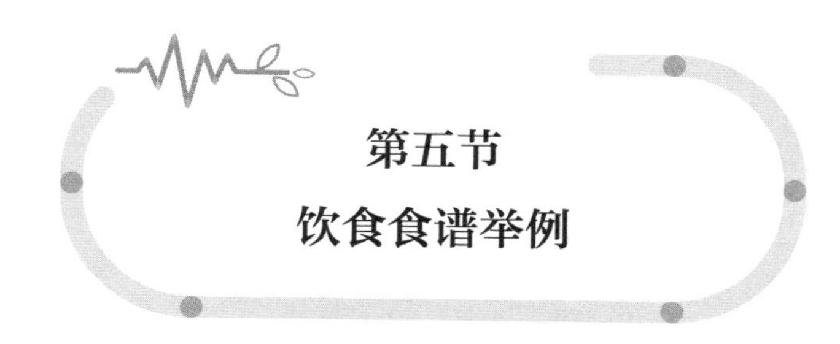

第五节
饮食食谱举例

詹女士，52 岁，身高 156 厘米，体重 62 千克，明确诊断为高血压病 3 级（很高危组）。否认糖尿病及肾病。生化结果提示血清总胆固醇 200 毫克每分升，人血白蛋白 40 克每升。目前精神状态正常，无食欲减退，夜间睡眠欠佳。平素较少外出就餐，自诉饮食清淡，忌食肥肉及动物内脏，无饮酒习惯，无其他特别饮食禁忌及嗜好。

计算标准体重 =156–105=51 千克。BMI= 体重（千克）/ 身高（米）^{2}=25.48 千克每平方米。故患者属超重 – 肥胖体型。计算 GNRI=101.38 大于 98，正常。CONUT 评分为 0 分，营养状态正常。NRS 2002 评分小于 3，无营养风险。

按标准体重计算每天能量摄入考虑患者为轻体力劳动者，每日每千克体重所需热量为 25 ~ 30 千卡，即（51 千克 ×25）~（51 千克 ×30）=1 275 ~ 1 530 千卡。患者属超重 – 肥胖，根据体重控制目标，能量需要量可以按 1 275、1 530 千卡逐步进行调整。

每日营养膳食处方制定如下：主食（谷薯类）250 ~ 350 克（生重），蔬菜 600 克（绿叶蔬菜为主），新鲜水果 200 克左右，瘦肉类 50 克，鱼虾 50 克，牛奶 250 毫升，豆类及豆制品 25 ~ 30 克，烹调用植物油 20 ~ 25 克，食盐（含调味品、酱菜）少于 5 克，蛋类每周 3 ~ 4 个。上述处方能达到每天能量摄入要求，具体食谱举例，见表 7–2。

表 7–2　饮食食谱举例

日期	星期一	星期二	星期三	星期四	星期五	星期六	星期天
总能量 / 千卡	1 275～1 530	1 275～1 530	1 275～1 530	1 275～1 530	1 275～1 530	1 275～1 530	1 275～1 530
早餐	低脂牛奶 250 毫升 燕麦片 50 克 花卷 50 克 水煮鸡蛋 1 个	低脂牛奶 250 毫升 西红柿鸡蛋面 250 克	无糖豆浆 250 毫升 燕麦片 50 克煮粥 两样面花卷 50 克	低脂牛奶 250 毫升 水煮鸡蛋 1 个 拌荞麦面条 150 克	牛奶 250 毫升 + 燕麦片 50 克 + 鸡蛋 1 个	低脂牛奶 250 毫升 虾仁鸡蛋肠粉 200 克	低脂牛奶 250 毫升 鲜虾清汤面 150 克 韭菜鸡蛋煎饺 150 克
午餐	清蒸鱼（带骨）150 克 水煮油麦菜 200 克 杂粮饭 200 克	炒土豆丝 150 克 白灼虾仁 150 克 水煮油菜 250 克 花卷 50 克	炖豆腐 200 克 香煎三文鱼 150 克 烫空心菜 200 克 杂粮饭 100 克	西芹炒牛肉 150 克 盐水毛豆 150 克 水煮生菜 250 克 杂粮饭 150 克	姜葱蒸鱼 150 克 瘦肉片焖豆角 100 克 清炒上海青 200 克 杂粮饭 150 克	香煎鲳鱼 150 克 荷兰豆炒杏鲍菇 150 克 上汤西洋菜 250 克 花卷 50 克	鲮鱼球豆腐煲 200 克 洋葱炒土豆片 150 克 水煮生菜 250 克 杂粮饭 150 克
晚餐	香菇蒸鸡（带骨）150 克 清炒白菜 250 克 杂粮饭 150 克	香煎鸡胸肉 150 克 白灼花椰菜 250 克 杂粮饭 150 克	西红柿鸡蛋面 250 克 清炒小白菜 250 克 鸡肉粒 150 克	香菇瘦肉片 150 克 清炒空心菜 250 克 杂粮饭 150 克	豆角焖面 150 克 蒜香鸡胸肉 100 克 水煮空心菜 250 克	酸辣捞汁荞麦面 200 克 水煮空心菜 250 克	香煎鸡胸肉 150 克 清炒白菜 250 克 杂粮饭 150 克

第八章 冠心病患者营养处方的制定

随着我国社会经济的发展及人口老龄化，冠心病危险因素明显增加，主要危险因素为高血压、血脂异常、吸烟、超重及肥胖、糖代谢异常、缺乏运动及心理压力等，这些均可导致人群冠心病的发病率和死亡率上升。这些危险因素大多与不健康的生活方式有关，目前因不健康饮食导致的心血管代谢性疾病死亡人数持续增加。《中国居民营养与慢性病状况报告（2020年）》显示，我国居民粮谷类食物摄入充足，但膳食结构不合理的趋势明显，杂粮、薯类、新鲜蔬菜和水果、奶类、水产品、大豆类、坚果等食物摄入量偏低；食用油、盐平均摄入量远高于推荐量。在所有膳食因素中，与心血管代谢性疾病死亡数量相关的归因比例，影响最大的是高钠摄入（17.3%），其他依次为低水果摄入（11.5%）、低水产品 ω-3 脂肪酸摄入（9.7%）、低坚果摄入（8.2%）、低全谷物摄入（8.1%）和低蔬菜摄入（7.3%）。近年来，作为可干预的饮食因素，甜味剂与心血管事件的相关性逐渐引起关注，其中包括添加糖和非营养性甜味剂。越来越多的研究显示，作为添加糖的主要成分之一，果糖与肥胖、高血压、糖尿病、代谢综合征等心血管疾病传统危险因素相关，并通过影响血脂代谢、促进炎症反应、损伤血管内皮功能、破坏肠道屏障等途径促进动脉粥样硬化的发生、发展，进一步导致冠心病的发生风险及死亡率增加。考虑到摄入含糖饮料对心血管疾病等慢性疾病的危害，我国的营养计划推荐控制添加糖的摄入量，每天不超过 50 克，最好控制在 25 克以下。而健康饮食可以减少冠心病患者的死亡率和不良事件的发生风险。推荐患者采用地中海饮食模式，摄取足量的水果、蔬菜、豆类、纤维素、坚果和鱼类，减少精细碳水、红肉的摄入。所以，合理控制饮食和调整膳食结构是防治冠心病的重要措施。

有研究显示，冠心病患者的营养风险发生率较高。在低密度脂蛋白胆固醇（LDL-C）小于1.8毫摩尔每升的冠心病患者中，营养不良是增加患者远期死亡的独立风险因素。一项针对我国老年冠心病患者的荟萃分析显示，老年冠心病患者衰弱的发生率为30%。该研究指出，老年冠心病患者衰弱的发生与微型营养评定简表（MNA-SF）评分呈负相关，说明营养不良是老年冠心病患者发生衰弱的影响因素。营养不良会引起患者步行速度减慢和体力活动减少，同时还会导致患者机体免疫功能低下，继发炎症反应而加速衰弱的发生。因此，一定要重视调整老年冠心病患者的饮食结构、增加蛋白质摄入量，在改善患者体能的同时，尽量减少衰弱的发生。同时，营养状况还可以预测老年冠心病患者心血管不良事件的发生。低左室射血分数，低总胆固醇、低白蛋白、低握力水平，营养不良和潜在营养不良都是老年冠心病患者发生心血管不良事件的危险因素，因此营养状况和老年冠心病患者的预后密切相关，可作为评估其发生心血管不良事件风险的参考指标。除此之外，随着营养风险的增高，冠心病患者的焦虑风险也会增大。因此，对冠心病患者进行早期营养风险筛查并及时对其进行营养干预，有助于预防和缓解患者的焦虑情绪，改善预后。

医学营养疗法（medical nutrition therapy，MNT）与药物治疗、手术治疗一样，在疾病的康复中发挥着重要的作用，它是心血管疾病综合防治的重要措施之一。《心血管疾病营养处方专家共识》指出，鼓励内科医生自己为患者开具营养处方，或推荐患者去咨询临床营养师。医学营养治疗和咨询包括客观地对患者进行营养评估、准确地做出营养诊断、科学地进行营养干预（包括营养教育），以及全面地实施营养监测。在冠心病患者药物治疗开始前就应该对其实施饮食营养干预，并应贯穿药物治疗始终，以便提高疗效。医学营养疗法和/或生活方式治疗可以减少患者血脂、血糖及其他心血管疾病危险因素，降低冠心病病死率。对于经皮冠脉介入术后的患者，营养指导和营养干预能够提高患者体质，帮助其更好地配合运动、心理等处方的执行，提高患者生活质量，且经济、简单、有效、无副作用，现已成为心血管疾病一级、二级预防和康复手段。一项关于MNT对老年冠心病的临床效果及其生化指标影响的研究显示，在常规治疗基础上对患者进行个体化营养支持2周后，试验组BMI、前白蛋白、总蛋白、白蛋白及血红蛋白等指标明显高于对照组，同时患者总胆固醇、甘油三酯、低密度脂蛋白胆固醇、脑钠肽前体等明显低于对照组，而且患者消化系统并发症、营养风险的发生率，以及住院时间、治疗费用明显低于对照组。

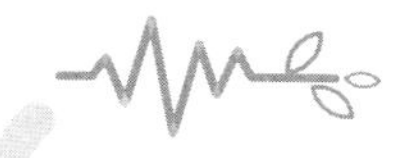

第一节 制定科学合理的医学营养治疗计划

医学营养治疗计划需要持续 3 ~ 6 个月的时间。推荐首次门诊的时间为 45 ~ 90 分钟，第 2 ~ 6 次的随访时间为 30 ~ 60 分钟，建议每次都有临床营养师参与。首先是行为干预，主要是降低患者饱和脂肪酸和反式脂肪酸的摄入，即减少肉类、油炸油煎食品和糕点摄入；减少钠盐的摄入，清淡饮食，增加蔬菜和水果摄入。其次是给予个体化的 MNT 膳食 6 周。在第 2 次随访时，需要对患者的血脂、血压和血糖的变化进行评估，如有必要，可加强治疗。第 2 次随访时还应指导患者学习有关辅助降脂膳食成分（如植物甾醇和膳食纤维）的知识，增加膳食中钾、钙、镁的摄入，此阶段需要对患者的饮食依从性进行监控。在第 3 次随访时，如果患者的血脂或血压没有达到目标水平，则应开始对其进行代谢综合征的治疗。当患者的血脂已经大幅度下降时，应对患者的代谢综合征或多种心血管疾病危险因素进行干预和管理。

除此之外，校正多种危险因素的关键是增加运动、减少能量摄入和减重。通过对患者的健康宣教及营养咨询，帮助其学会按膳食营养处方计划合理饮食、阅读食品营养标签、修改食谱、准备或采购健康的食物，以及外出就餐时合理饮食。

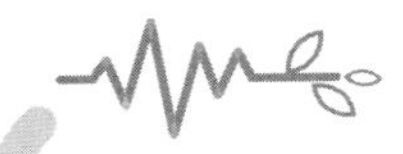

第二节 冠心病患者的膳食营养方案的总原则

❶ **保持食物多样化** 粗细搭配，平衡膳食。

❷ **总能量摄入与体力活动要平衡** 保持健康体重，BMI 在 18.5 ~ 23.9。

❸ **控制脂肪的摄入量** 建议低脂肪、低饱和脂肪膳食，脂肪提供的能量不超过总能量的 30%，其中饱和脂肪酸不超过总能量的 10%。因饱和脂肪酸可引起低密度脂蛋白胆固醇水平升高，应尽量减少肥肉、肉类食品和奶油的摄入，每日烹调油用量控制在 20 ~ 30 克。冠心病患者应强调减少膳食胆固醇的摄入，每天胆固醇摄入量应控制在 300 毫克以下，因此须限制高胆固醇的动物性食物，如肥肉、动物内脏、鱼子、鱿鱼、墨鱼、蛋黄等。

❹ **减少反式脂肪酸的摄入** 控制其不超过总能量的 1%。少吃含有人造黄油的糕点、含有起酥油的饼干和油炸油煎食品。

❺ **摄入充足的多不饱和脂肪酸** 摄入量应占总能量的 6% ~ 10%。适量使用植物油，每人每日 25 克，适量选择富含油酸的茶油、玉米油、橄榄油、米糠油等烹调用油。每周食用鱼类不少于 2 次，每次 150 ~ 200 克。

❻ **限盐** 每日食盐不超过 6 克，包含味精、酱菜、其他

调味品中的食盐，提倡食用高钾低钠盐（肾功能不全者慎用）。

⑦ **足量摄入膳食纤维** 每日摄入25～30克，从蔬菜、水果和全谷类食物中获取。

⑧ **足量摄入新鲜蔬菜、水果** 蔬菜（每日400～500克）、水果（每日200～400克），包括绿叶菜、豆类和水果。

第三节
冠心病患者营养处方的制定步骤

根据患者心脏康复所处阶段，制定膳食营养方案时须遵照“4A 原则”（具体可见第五章第四节相关内容）进行，具体如下。

一、评估

评估存在的营养问题和诊断，即通过膳食史回顾法或食物频率问卷，了解、评估每日的总能量、蛋白质、脂肪和其他营养素摄入水平；饮食习惯和行为方式；体力活动水平和运动功能状态；以及体格测量和适当的生化指标。内容包括但不限于：①询问饮食习惯和喜好，如每日吃几餐（包括加餐）；②主食摄入量；③蔬菜、水果摄入情况；④肉、蛋、奶制品（全脂或脱脂）摄入情况；⑤烹调油脂、坚果类摄入情况；⑥家庭调味品（食盐、酱油、鸡精、味精、腌制品等）的摄入情况；⑦饮酒的习惯，计算每日酒精摄入量；⑧体力活动情况，目前体力活动水平处于什么阶段；⑨吸烟的时间、年限，以及是否准备戒烟。

二、制定个体化膳食营养处方

根据评估结果，针对膳食和行为习惯存在的问题，制定个体化膳食营养处方。

计算标准体重：标准体重（千克）= 身高（厘米）–105。按理想体重计算每天能量的目标推荐量。

计算每天能量的目标推荐量：按每日 30 千卡每千克体重计算每日总能量。

膳食处方如下。

（1）主食（粮谷类）：每日 235 克（生重），其中杂粮占 1/3，尽量减少精粮（精白米面）、糕点、甜食、油炸油煎食品的摄入。

（2）肉类：每日 75 克，建议选择瘦猪、牛、羊肉，去皮鸡、鸭、鹅肉，以及鱼类，减少或避免食用高胆固醇食物，如动物内脏、肥肉、蛋黄、贝壳类海鲜（尤其是干货）、软体类海鲜（墨鱼、乌贼、鱿鱼等）、加工肉制品（肉肠类）、鱼子、虾蟹黄等。

（3）蛋类：每周 3 ~ 4 个，可选择鸡蛋、鸭蛋的蛋清，减少蛋黄的摄入。

（4）奶类：每日 250 克，建议选择脱脂 / 低脂鲜牛奶，尽量减少或避免全脂牛奶、奶粉、乳酪等奶制品。

（5）大豆：每日 30 ~ 50 克，以黄豆、豆制品（豆腐 150 克、豆腐干 45 克）为主，避免食用油豆腐、豆腐泡、素什锦等。

（6）新鲜蔬菜：每日 400 ~ 500 克，建议选择深绿叶菜、红黄色蔬菜、紫色蔬菜。

（7）新鲜水果：每日 400 ~ 500 克，避免饮用加工果汁、加糖果味饮料。

（8）食用油：每日 20 克，建议选择橄榄油、茶油、低芥酸菜籽油、豆油、花生油、葵花子油、芝麻油、亚麻子油，避免使用棕榈油、椰子油、奶油、黄油、猪油、牛油、羊油及其他动物油。

（9）添加糖：每日低于 10 克，可选择白砂糖或红糖。

（10）盐：每日低于 6 克，并应减少或避免食用酱类、腐乳、咸菜等腌制品。

三、生活方式指导

严格控制和减少饱和脂肪和胆固醇的摄入，建议以不饱和脂肪酸为重点。适量控制精制碳水化合物食物（精白米面、糕点、糖果、含糖果汁等）的摄入量，保证蔬菜、水果摄入量。采取少量多餐，避免过饱，忌烟和浓茶。不饮酒者不建议饮酒，适量饮酒者应取得医师的同意。如有饮酒习惯者，建议男性每天的饮酒量不超过 25 克酒精，相当于 50 度白酒 50 毫升，或 38 度白酒 75 毫升，或葡萄酒 250 毫升，或啤酒 750 毫升，女性减半。并应增加日常体力活动量，坚持运动锻炼，具体参照运动处方。

四、营养教育

对患者及其家属进行营养教育，选择健康膳食，尤其应强调需减少高脂及高胆固醇食物的摄入。食物中的脂肪绝大多数来源于动物性食物、烹调油、坚果等，脂肪有“好”“坏”之分。“坏”脂肪来源于富含饱和脂肪酸的食物，如动物内脏、畜肉（猪、牛、羊等）、猪油、黄油及椰子油等，会增加血清中的胆固醇；“好”脂肪来源于富含不饱和脂肪酸的食物，如禽类（鸡、鸭等）、鱼类、大豆、植物油及坚果等，具有降低血脂的作用。因此，应少吃含饱和脂肪酸的食物。其次，应学会看食物营养标签，并且认识运动的好处。此外，应注意监测体重、血脂、血糖、血压等指标，并跟踪反馈。

五、饮食食谱举例

赵先生，60岁，身高165厘米，体重70千克，已退休，冠心病病史5年，高血压病史10年，规律服用药物治疗，在家吃饭为主，作息较为规律，每日吸烟10支，不饮酒，平素饮食偏咸。生化指标提示血脂、血糖、尿酸正常，患者家庭自测血压达标。

计算标准体重：165厘米 –105=60千克。患者实际体重为70千克，超出标准体重17%，体型评价为超重。BMI=体重（千克）/ 身高（米）^{2}=25.71千克每平方米，属于超重。患者为中老年男性，体型超重，有久坐习惯，体力活动水平低。

计算每日能量摄入量：按每千克标准体重需要25千卡能量计算，该患者每日总能量60×25=1 500千卡。考虑患者目前实际体重及饮食习惯，能量摄入量可按照1 700千卡（68×25）、1 625千卡（65×25）、1 500千卡（60×25）的梯度递减。为计算方便，可分别按照1 700千卡、1 600千卡、1 500千卡计算。根据减重情况与病情变化决定是否需要继续减少能量摄入量。具体食谱举例，见表 8–1。

表 8–1 冠心病患者食谱举例

餐别	第一步膳食食谱	第二步膳食食谱
早餐	低脂牛奶 250 毫升 燕麦片 25 克煮粥 两样面花卷（玉米面 25 克，白面 50 克）	低脂牛奶 250 毫升 燕麦片 25 克煮粥 两样面花卷（玉米面 25 克，白面 50 克）
午餐	清蒸鱼（带骨）120 克 香菇油菜 200 克 大米 150 克 油 15 克，盐 3 克	清蒸鱼（带骨）100 克 香菇油菜 200 克 大米 100 克 油 10 克，盐 3 克
下午加餐	橘子 2 个	橘子 2 个
晚餐	打卤面（西红柿 150 克，鸡肉 30 克，黄花菜、木耳、青菜少许，魔芋面条 150 克） 凉拌芹菜 100 克，香干 50 克 油 15 克，盐 3 克	打卤面（西红柿 150 克，鸡肉 20 克，黄花菜、木耳、青菜少许，魔芋面条 150 克） 凉拌芹菜 100 克，香干 50 克 油 10 克，盐 3 克

第九章

急性心肌梗死营养处方制定及注意事项

膳食营养是影响心血管疾病的主要因素之一。不健康的膳食模式可影响导致高血压、高脂血症、糖尿病等心血管疾病的危险因素，导致患者心绞痛、心肌梗死发生率升高，而合理科学膳食则可降低心血管疾病风险。对冠心病患者进行营养治疗能够改善患者机体存在的危险因素，降低其死亡风险。膳食治疗作为治疗性生活方式干预的一部分，是冠心病二级预防和治疗综合措施的重要组成部分。

为心血管疾病患者提供的健康膳食建议，通常包括大量的植物性食物（蔬菜、水果、豆类、杂豆、全谷类、坚果和种子）和不饱和脂肪，应尽量避免饱和脂肪和反式脂肪（加工食品和精制食物），鼓励患者多摄入鱼和禽肉来代替红肉。遵循上述原则的同时，营养建议还应当结合患者具体的危险因素及疾病情况进行个性化指导。

急性心肌梗死（acute myocardial infarction，AMI）是冠状动脉粥样硬化及血栓形成，造成血管管腔急性闭塞所导致的心肌急性缺血，临床上该病病情进展快、变化大、病死率高，患者除心前区有剧烈的压榨性疼痛外，还可伴有濒死感、发热、恶心、呕吐等全身症状，并可能出现心力衰竭、休克、心律失常等多种并发症。患者住院期间需处于监护状态，可能经历介入手术或是冠状动脉搭桥术，或需要经历心脏起搏器、主动脉内球囊反搏等器械救治，甚至可能经历过心肺复苏抢救治疗。因此，在急性心肌梗死患者住院期间，仅提供一般性的低盐、低脂等健康膳食建议是达不到其临床营养支持要求的。

心血管疾病的医学营养疗法（medical nutrition therapy，MNT）的目标是控制血脂、血压、血糖和体重，在降低心血管疾病危险因素的同时增加保护因素。为心血管疾病患者，包括心肌梗死患者提供MNT，对预后可产生积极影响，如减少再入院和住院天数，对降低危险因素、产生保护因素、提高生活质量等有重要作用。临床实践中发现，有一大部分急性心肌梗死患者可能处于营养不良或营养高风险状态。持续的营养不良或营养高风险状态会延缓患者机体的修复，促进并发症的发生。部分心肌梗死患者患病前处于高盐、高脂的不健康饮食状态，患病后因认识不足，自我控制饮食不合理，常会突然大幅减少蛋白质及脂质成分的摄入。然而，蛋白质和脂质均为人体必需的营养物质，是促进组织修复、提高免疫力的主要营养素，若摄入不足对患者预后必然产生不良影响。有研究证据表明，入院时的营养和免疫状态与心肌梗死患者的结局相关。如一项 2 251 例患者的相关研究结果显示，营养不良是心肌梗死后并发症的独立预测因子。

准确、及时地评估患者的营养状态，早期发现其存在的营养不良及营养风险，为其制定完善的营养处方是临床心脏康复中重要且不可忽视的工作。全面的心肌梗死 MNT 包括营养评估和诊断、科学营养干预（含营养处方、营养教育、营养监测）等。

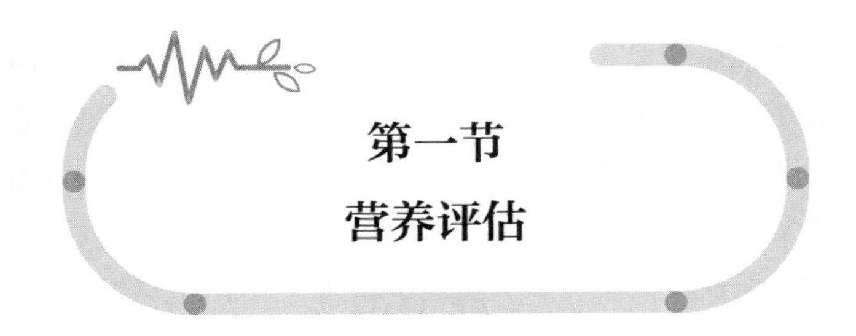

第一节
营养评估

一、营养状态及营养风险评估

针对急性心肌梗死患者，建议应用老年人营养风险指数（GNRI）、营养控制状态（controlling nutritional status，CONUT）评分等评分工具协助评估患者住院期间的营养状态，以进一步完善预后评估及营养治疗方案的制定和调整。评估工具的具体内容可参见第五章第一节的内容。

除了营养状态评估，还需要进行营养风险评估。营养风险指的是与营养因素有关的出现临床并发症（不良结局）的风险，而不是出现营养不良的风险。通过发现患者的营养风险，可以预测患者的临床结局，监测患者使用营养支持的效果。有研究显示，营养风险高的 AMI 患者有更高的住院死亡率和长期随访死亡率，故早期识别 AMI 患者营养风险情况尤为重要。营养风险筛查 2002（nutritional risk screening 2002，NRS 2002）是营养风险评估常用的量表，NRS 2002 评分低于 3 分为无营养风险，NRS 2002 评分大于等于 3 分为存在营养风险，具体内容可参见第五章第一节。

二、饮食习惯及身体状况评估

应调查患者日常饮食习惯、当前的饮食状态及食欲情况，包括入院前日常，以及住院期间每日进餐次数、用餐时间、进食方式、摄入食物的种类和量、饮食是否有规律、有无偏食及烟酒嗜好等。

通过测量患者的身高、体重、BMI、皮褶厚度等数值与正常标准作比较，评估患者消化系统功能（口腔、牙齿、吞咽、胃肠道功能及排便情况等），作为制定饮食计划的重要依据。

通过患者住院期间血、尿、便的生化检验，可以了解患者体内各种营养素水平，是评价营养状况较客观的指标。一般常测量血液、尿液中营养素或其他代谢产物的含量，如血清蛋白、血脂、血糖、电解质等来客观地评价患者的营养状况。

了解AMI患者的用药情况，包括利尿药、抗高血压药，及其血钠和血钾水平、肾功能及补液量，注意维持其血液中电解质平衡。

三、进食影响因素评估

❶ **疾病影响因素**　疼痛、心肌坏死、心功能受损、手术、心肌梗死急性期的限制活动和监护措施，均可能抑制消化系统功能，降低食欲，并影响食物在体内的消化吸收。同时，AMI患者心理状态不稳定，焦虑、抑郁高发，往往还伴发恐惧，这些因素可导致机体交感神经兴奋，抑制胃肠道蠕动和消化液的分泌，引起食欲减退。应用止痛药、双联抗血小板聚集药、强化降血脂药、利尿药等均可能抑制胃肠功能。

❷ **社会文化因素** 患者的饮食习惯、嗜好往往受到其所在地域文化、居住环境、家庭背景、经济水平、文化教育、民族宗教等影响，不可忽略社会文化因素对患者营养饮食的影响。

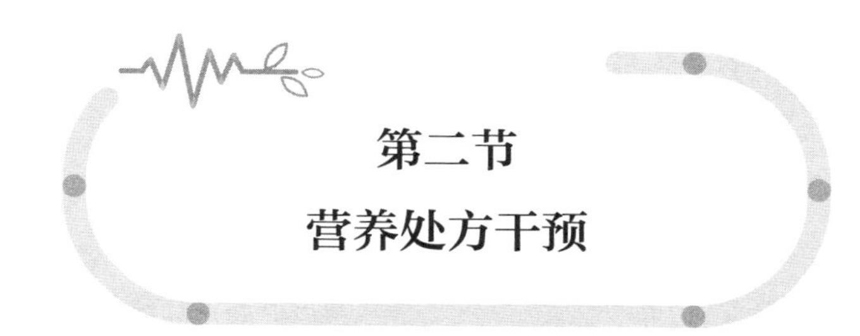

第二节
营养处方干预

一、急性心肌梗死营养处方原则

1. AMI 营养治疗需随患者病情轻重及病期早晚而改变。

2. 遵循循序渐进原则，从清流质饮食向浓流质饮食→低盐低脂半流质饮食→低盐低脂软食→低盐低脂普食逐步过渡。

3. 遵循低脂肪、低胆固醇、高多不饱和脂肪酸饮食原则，脂肪摄入限制在每日 40 克以内。

4. 根据患者病情及心功能情况，控制液体摄入量。

5. 注意维持患者血液钾、钠平衡，适当摄入镁。

二、急性心肌梗死营养处方基本要素

需要根据控制脂肪和总能量的基本要素制定 AMI 患者住院期间营养处方，详见表 9-1。

表 9-1　急性心肌梗死营养治疗基本要素

营养基本要素	建议
减少使 LDL-C 增加的营养素	
饱和脂肪酸	小于总能量的 7%
膳食胆固醇	每日小于 200 毫克
反式脂肪酸	0 或小于总能量的 1%
增加能降低 LDL-C 膳食成分	
植物甾醇	每日 2 克
可溶性膳食纤维	每日 10～25 克
总能量	调节到能够保持理想体重，或能够预防体重增加
碳水化合物	占总能量的 55%～70%
蛋白质	占总能量的 10%～15%
胆固醇	每日小于 300 毫克

三、急性心肌梗死营养处方食物组成

制定 AMI 患者住院期间营养处方时，食物组成可参考下表进行配比，见表 9-2。

表 9-2　急性心肌梗死营养治疗食物建议

食物类别	每日摄入量 / 克	可选择品种
谷类	250～400	标准粮（米、面）、杂粮
肉类	75	瘦肉、牛羊肉、去皮禽肉、鱼肉
蛋类	每周 3～4 个	鸡蛋、鸭蛋

续表

食物类别	每日摄入量 / 克	可选择品种
奶类	250	脱脂 / 低脂鲜牛奶、酸奶
大豆	30～50	黄豆、豆制品
新鲜蔬菜	400～500	深绿叶菜、红黄色蔬菜、紫色蔬菜
新鲜水果	200	各种新鲜水果
食用油	20	橄榄油、茶油、豆油、花生油等
添加糖	＜10	白砂糖、红糖
盐	＜6	高钾低钠盐

四、急性心肌梗死住院期间营养处方制定

❶ **指导患者改变膳食习惯和生活方式**　运用“4A 原则”到床边对患者进行指导。（具体可见第五章第四节相关内容），

❷ **制定个体化膳食营养处方**　根据营养评估结果，针对营养状态和营养风险，结合患者个人膳食和行为习惯存在的问题，参考 AMI 患者营养处方基本原则、基本要素、食物组成建议，制定个体化膳食营养处方。流程参考如下。

（1）计算标准体重。

（2）计算每日能量摄入量：先按标准体重计算每日能量摄入量，然后必须结合营养评估结果，根据营养不良状态、营养风险，以及患者病情、体型及体力活动水平进行个性化调整。一般早期 2～3 天经口摄入能量以每日 500～800 千卡为宜，病情好转后全日能量 1 000～1 500 千卡，进一步稳定后可按每日 20～25 千卡每千克体重计算。

（3）制定处方：以拟定的每日能量摄入量为依据，根据上述原则及基本要素、食物建议比例来调配膳食处方，应根据患者的实际情况考虑可行性，针对不同危险因素进行排序，列出每日参考食谱。需要计算所配给膳食的总能量是否超过所拟定的能量摄入量，蛋白质、脂肪、碳水化合物比例是否合理等。同时，需要参考患者影响进食的因素，选择合适的烹煮方法及菜品。

急性期早期 2～3 天，通常给予患者每日低脂流质饮食，经口摄入能量以 500～800 千卡为宜，能量摄入不宜过高，以免增加心脏负担，可给予总容量 1 000～1 500 毫升的流质饮食，选用米汤、藕粉、去油肉汤、温果汁、菜汁等。

病情好转后改为低脂半流质饮食，全日能量 1 000～1 500 千卡，选用适量的瘦肉末、鱼类、家禽、切碎的嫩蔬菜、水果和低脂奶，保持胃肠道通畅，谨防大便用力，以免加重病情。

病情稳定、逐渐恢复活动后，饮食量可逐渐增加或进食软食，可进食清淡和易消化的食物，仍需注意控制脂肪摄入，但是在此阶段暂时不必过分限制饮食，以免导致患者营养不良和增加精神负担，反而影响康复。

③ **膳食指导与督促** 根据营养处方和个人饮食习惯，指导患者进行行为改变，纠正不良饮食行为，督促患者按营养处方执行营养治疗。教育患者及其家庭成员关注饮食营养目标，指导具体实施的方法。帮助患者及家庭成员了解常见食物中盐、脂肪、胆固醇的能量含量和各类常见食物的营养价值及特点，学习《中国居民膳食指南（2022）》等。

④ **反馈与调整** 定期随访患者饮食营养情况，获取患者主观反馈和客观效果的资料，再进行营养状态及风险评估，评价营养处方效果，巩固成果，或设定新目标和调整方案。

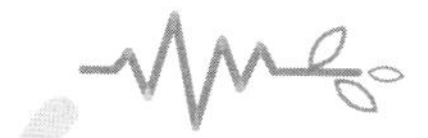

第三节 急性心肌梗死饮食注意事项

心肌梗死急性期，可选择少食多餐的模式，将每日主食分5～6餐吃，以避免过饱，使膈肌抬高加重心脏负担。注意食物和饮品不宜过冷和过热，以防刺激胃肠，反射性刺激心脏，引起心律失常。水钠的摄入量要一并考虑在饮水及输液总量中，避免增大心脏负荷。病情未稳定时，禁止可能导致患者肠胀气（如豆浆）和强烈刺激性的食物（如辣椒、浓茶等）。可参考表9–3中心肌梗死患者食品宜忌。

表9–3　心肌梗死患者食品宜忌

食品类别	推荐的食品	忌吃或少吃食品
谷类及其制品	大米、面粉、小米、玉米、高粱	各种黄油面包、饼干、糕点、油条、油饼等多油食品
禽畜肉类	瘦猪、牛、羊肉，去皮禽肉	含钠盐的罐头食品、香肠、咸肉、腊肉、肉松
水产类	新鲜淡水鱼（每日低于120克）及海鱼	咸鱼、熏鱼
奶蛋类	鸡蛋或鸭蛋（每日1个）、牛奶	咸蛋、皮蛋、乳酪等
豆类及其制品	各种豆类、豆浆、豆腐	油炸臭豆腐干、霉豆腐

续表

食品类别	推荐的食品	忌吃或少吃食品
蔬菜类	各种新鲜蔬菜	咸菜、酱菜、榨菜等腌制菜
水果类	各种新鲜水果	葡萄干、含钠盐的水果罐头或果汁、水果糖等
油脂类	植物油为主，动物油少量	奶油、人造奶油
饮料	淡茶、咖啡等	汽水、啤酒、浓肉汤等
调味品	醋、糖、胡椒、葱、姜、咖喱	味精、食盐、酱油、各种酱类

AMI 患者特别需要注意预防便秘。AMI 患者出现便秘的高峰时间为发病后第 3 ~ 5 天，因此在病情允许时要及时给予富含膳食纤维的食物。膳食纤维在肠道中充分吸收水分才能膨胀，增加粪便的体积和重量，刺激肠蠕动，软化粪便，从而顺利排便。维持成人正常排便的膳食纤维摄取量为每日 20 克，同时需要保证每天摄入水量。此外，总能量摄取不足、维生素 B 族缺乏也可引起患者便秘，营养处方须控制适量的总能量及 B 族维生素摄入。同时，建议禁食一些具有收敛作用的食物如柿子等，以避免排便困难。

第四节
饮食食谱举例

张先生，48岁。身高168厘米，体重80千克，诊断为急性心肌梗死，已进行急诊PCI血运重建，生化检查示人血白蛋白42克每升，血清总胆固醇190毫克每分升，血液总淋巴细胞计数1 600个每毫升。目前精神状态一般，食欲减退。平素外出进餐多，无特别饮食禁忌及嗜好。

计算标准体重=168–105=63千克。BMI=体重（千克）/身高（米）^{2}=28.34千克每平方米。故患者属超重–肥胖体型。计算GNRI=115.49大于98，正常。CONUT评分=0分，营养状态正常。NRS 2002评分小于3，无营养风险。

按标准体重计算每天能量摄入，考虑患者在急性心肌梗死后多处于休息状态，每日每千克理想体重所需热量为25千卡。按标准体重63千克计算每天能量摄入为63×25=1 575千卡。患者属超重–肥胖，根据体重控制目标，能量需要量可以按从1 950千卡（78×25）、降至1 800千卡（72×25）、降至1 625千卡（65×25）逐步进行调整。如患者目前为心肌梗死急性期，早期能量不宜过高，以免增加心脏负荷。待病情好转稳定后逐步调整。故流质期500~800千卡，半流质期1 000~1 500千卡，软食期1 600~1 800千卡，普食期可暂时恢复到2 000千卡左右。急性期过后开始逐渐控制总能量下降至1 600千卡左右。食谱举例，见表9–4。

表 9–4　饮食食谱举例

日期	总能 / 千卡	早餐	午餐	晚餐
第 1 ~ 2 天	500 ~ 800	总容量 1 000 ~ 1 500 毫升米汤、藕粉、去油肉汤		
第 3 ~ 4 天	1 000 ~ 1 500	低脂牛奶 250 毫升 瘦肉末粥 200 克	鸡肉末粥 250 克 蒸水蛋 200 克 切碎嫩油菜 200 克	鱼肉末面条 300 克 切碎嫩油菜 200 克
第 5 ~ 6 天	1 600 ~ 1 800	低脂牛奶 250 毫升 燕麦粥 200 克 花卷 50 克 煮鸡蛋 1 个	清蒸鱼 200 克 碎油菜 200 克 杂粮软饭 250 克	西红柿鸡蛋面 250 克 切碎小白菜 200 克 鸡肉粒 200 克
第 7 天	1 800 ~ 2 000	低脂牛奶 250 毫升 紫菜鲜虾汤面 300 克 水煮荷包蛋 1 个	西芹炒牛肉 200 克 洋葱炒土豆片 200 克 清炒白菜 250 克 杂粮饭 200 克	香菇瘦肉片 200 克 清炒空心菜 250 克 杂粮饭 200 克

第十章

心力衰竭患者营养处方的制定

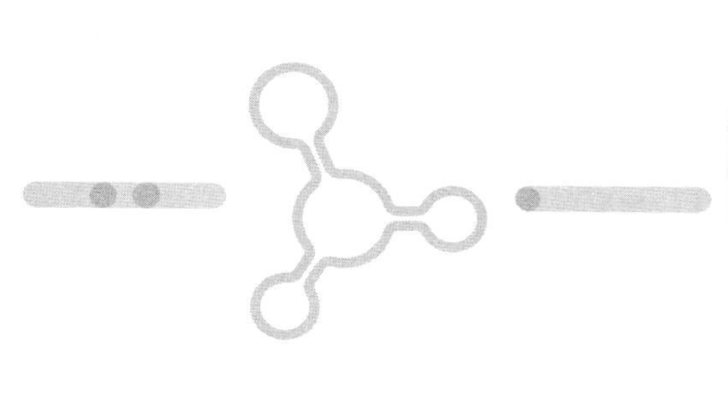

心力衰竭患者的营养处方是根据心力衰竭患者生理、心理特点及病理、病情制定特定的膳食处方并通过适宜的途径给予，以改变其营养状况并纠正营养失衡、增强机体免疫力、促进组织修复，达到辅助治疗的目的。

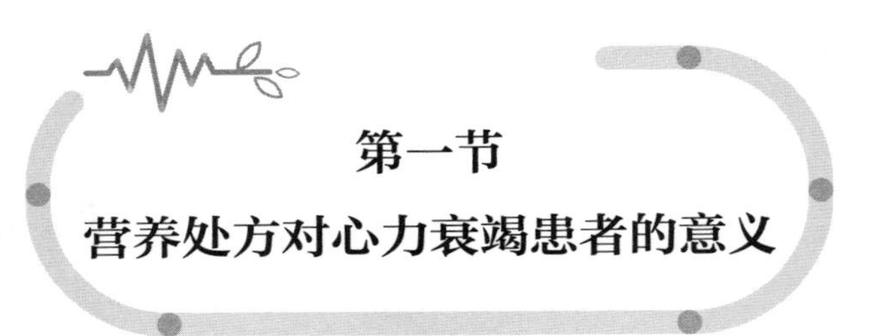

第一节 营养处方对心力衰竭患者的意义

心力衰竭患者多存在营养不良高风险，营养师作为多学科协作中（包括医师、心理医师、护士和药剂师）的一员，通过提供 MNT 对患者的预后产生积极的影响。例如，可以减少患者的再入院和住院天数，提高对限制钠及液体摄入的依从性，提高生活质量等。

心力衰竭患者容易出现营养不良，其原因可能有以下几方面：其一，心力衰竭患者由于心排血量的减少，导致胃肠道瘀血，并引起水钠潴留、电解质紊乱；其二，洋地黄类、血管紧张素转化酶抑制剂、抗生素等药物的应用也会导致胃肠道症状，而使患者出现营养摄入不足和营养吸收障碍；其三，心力衰竭患者由于神经内分泌因素的影响，会处于高分解代谢状态，蛋白质消耗量增加。因此，心力衰竭患者容易出现摄入不足及吸收障碍，应激状态下能量消耗增加，物质合成减少，致使其逐渐出现营养不良，甚至出现恶病质状态。

而且，心力衰竭患者出现营养不良更易加重病情，影响预后。研究发现，慢性心力衰竭患者营养不良的发生率高达16%～62%，营养不良不仅会增加慢性心力衰竭患者的再入院率、死亡率及感染发生率，而且会导致其心功能恶化和运动耐力下降，进入“营养不良—炎症反应—恶病质”的恶性循环。营养不良是慢性心力衰竭患者死亡的独立预测因素。也有研究证实，随着体重指数的下降，慢性心力衰竭患者的死亡风险显著增加。低蛋白血症也被证实是慢性心力衰竭患者预后不良的危险因素。低蛋白血症后期可出现负氮平衡，从而明显消耗脂肪及骨骼肌，导致心源性恶病质的产生。心力衰竭患者还容易发生贫血，贫血会代偿性增加心率，从而增加心脏负荷，并通过减少肾脏灌注和水潴留进一步加重心脏负荷。缺铁性贫血不但能够通过贫血本身影响心力衰竭，铁离子缺乏还会导致心力衰竭患者的运动耐力下降。同时，长时间未得到纠正的贫血会导致左心室肥大，从而导致心力衰竭发生和复发。

心力衰竭可引发患者营养不良，营养不良又会加重心力衰竭，形成恶性循环，增加患者死亡风险及影响预后。因此，严格的营养筛查、评估及干预对维持心力衰竭患者的生活质量、改善疾病预后具有重要意义。

第二节
心力衰竭患者营养处方的制定原则

帮助患者改变膳食习惯意味着改变生活方式行为，由于实施和维持障碍，通常较难持续进行下去。由于患者对膳食干预反应不一，需找出影响患者饮食动机和可行性的因素，有针对性地改变显得尤其重要。指导患者改变膳食习惯和生活方式的“4A 原则”，具体可见第五章第四节相关内容。

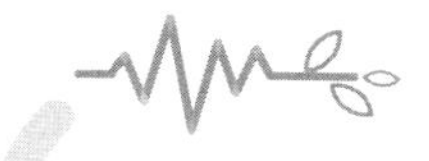

第三节
心力衰竭患者营养处方的制定方法

一、评估

包括膳食营养问题和诊断，即通过膳食史回顾法或食物频率问卷，了解、评估患者每日总能量、总脂肪、饱和脂肪、钠盐和其他营养素的摄入水平；使用 WHO STEPS 核心膳食条目或食物频率问卷，评估果蔬摄入量、全谷类和鱼的摄入量、饮料和加工食品摄入量、餐食和零食情况，以及外出就餐的频率和酒精消费量；体力活动水平和运动功能状态，以及体格测量和适当的生化指标；是否伴有肥胖、高血压、糖尿病、肾脏病和其他并发症。评估应尽可能准确。

评估心力衰竭患者营养风险所使用的筛查工具主要包括营养风险筛查 2002、微型营养评定、营养控制状态、老年人营养风险指数、预后营养指数、主观全面评定、营养风险指数及营养不良通用筛查工具等。相关评估工具具体可见第五章第一节的内容。

二、制定个体化膳食营养处方

根据评估结果，针对患者膳食和行为习惯存在的问题，制定个体化膳食营养处方。

三、膳食指导

根据营养处方和个人饮食习惯制定食谱；选择健康膳食；指导行为改变，纠正不良饮食行为。

四、营养教育

针对患者及其家庭成员，使其关注自己的膳食目标，并指导如何完成；了解常见食物中盐、脂类和水分的含量，各类食物营养价值及其特点，了解《中国居民膳食指南（2022）》以及食物营养标签应用，配合科学运动等。

五、注意事项

将行为改变模式与贯彻既定膳食方案结合起来。膳食指导和生活方式调整应根据患者的实际情况考虑可行性，针对不同危险因素进行排序，循序渐进，逐步改善。

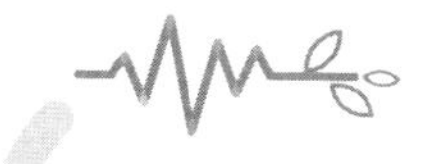

第四节 心力衰竭患者营养处方的注意事项

对于心力衰竭的患者，由于入量受限，患者会出现体重下降、低蛋白血症等营养不良的表现，营养不良在心脏重症患者中非常常见，其发生率可高达 40%，且与发病率和死亡率的增加密切相关。营养治疗有免疫调控、减轻氧化应激、维护胃肠功能与结构、降低炎症反应、改善患者生存率等作用。因此，心力衰竭患者需要 MNT，建议如下。

❶ **适当的能量**　既要控制体重增长，又要防止心力衰竭相关营养不良发生。心力衰竭患者的能量需求取决于目前无水肿情况下的体重、活动受限程度及心力衰竭严重程度，一般给予 25 ~ 30 千卡每千克理想体重的能量。活动受限的超重和肥胖患者应减重，以达到适当体重，减轻心肌负荷。因此，对于肥胖患者，低能量平衡因素（每日 1 000 ~ 1 200 千卡）可以利于减重，减少心脏负荷，并确保患者没有营养不良。严重心力衰竭患者应按照临床实际情况需要进行相应的营养治疗。

❷ **防止心脏疾病恶病质发生**　由于心力衰竭患者能量消耗增加 10% ~ 20%，且面临疾病原因导致的进食受限，约 40% 的患者面临营养不良的风险。根据营养风险评估评分，确定进行积极的肠内肠外营养支持。在减少超重 / 肥胖患者能量时必须严密监控，避免过度和过快的人体蛋白质分解，严密注意是否存在负能量平衡和负氮平衡。

③ **注意水、电解质平衡** 根据水钠潴留和血钠水平，适当限钠，给予不超过 3 克盐的限钠膳食。若使用利尿药，则适当放宽。由于摄入不足、丢失增加或利尿药治疗等可出现低钾血症，应摄入含钾高的食物。同时，应监测使用利尿药者是否存在镁缺乏，并给予治疗。如因肾功能减退出现高钾、高镁血症，则应选择含钾、镁低的食物。另外，给予适当的钙补充在心力衰竭的治疗中有积极意义。

心力衰竭时水潴留继发于钠潴留，在限钠的同时多数无须严格限制液体量。但考虑过多液体量可加重循环负担，故主张成人液体量（包括饮食入量和输液量）为每日 1 000 ~ 1 500 毫升，保持出入量负平衡约为每日 500 毫升。产能营养物质的体积越小越好，管饲肠内营养的液体配方应达到每毫升 1.5 ~ 2.0 千卡的高能量密度。

④ **低脂膳食** 给予 ω-3 多不饱和脂肪酸，优化脂肪酸构成。食用富含 ω-3 脂肪酸的鱼类和鱼油可以降低甘油三酯水平，预防心房颤动，甚至有可能降低心力衰竭死亡率。每日从海鱼或者鱼油补充剂中摄入 1 克 ω-3 脂肪酸是安全的。

⑤ **充足的优质蛋白质** 优质蛋白应占总蛋白的 2/3 以上。对于合并某些慢性疾病的心力衰竭患者，每日可选择低脂高蛋白膳食，即以瘦肉或低脂 / 脱脂奶制品提供高动物蛋白的膳食，或含大豆蛋白 25 克的高植物蛋白膳食。

⑥ **适当补充 B 族维生素** 由于饮食摄入受限、使用强效利尿药，以及年龄增长，心力衰竭患者存在维生素 B_1 缺乏的风险。摄入较多的膳食叶酸和维生素 B_6 与心力衰竭及脑卒中死亡风险降低有关，同时有可能降低高同型半胱氨酸血症。

⑦ **少食多餐** 食物应以软、烂、细为主，易于消化。

⑧ **戒烟、戒酒。**

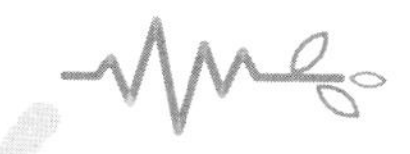

第五节
心力衰竭患者营养处方的具体内容

一、了解患者病情

询问患者现有病史，有无气促、双下肢水肿，体重近期有无增加等；并了解与心力衰竭相关的其他指标，如血压、血糖、血脂、心功能、肾功能等；了解与营养相关的心力衰竭发生危险因素，如肥胖、外出就餐、饮酒、睡眠、精神压力等。

二、了解患者饮食行为，评估目前膳食营养状况和体力活动水平

内容包括但不限于以下几项。

（1）询问饮食习惯和喜好。

（2）每日吃几餐（包括加餐）。

（3）主食摄入量。

（4）蔬菜、水果摄入情况。

（5）肉、蛋、奶制品（全脂或脱脂）摄入情况。

（6）烹调油脂、坚果类摄入情况。

（7）家庭调味品（食盐、酱油、鸡精、味精、腌制品等的

摄入情况）。

（8）外出就餐的频率。

（9）饮酒的习惯，计算每日酒精摄入量（不可忽略的能量摄入）。

（10）体力活动情况，目前体力活动水平。

（11）吸烟的时间、年限，是否准备戒烟。

三、制定膳食营养处方

计算标准体重：标准体重（千克）= 身高（厘米）–105。在（标准体重 ±10%）之内为正常，超过标准体重 10% 为超重，超过标准体重 20% 为肥胖，低于标准体重 10% 为偏瘦，低于标准体重 20% 以上为消瘦。

计算每日能量摄入量：根据理想体重和体力活动水平的情况计算。

制定膳食处方，主要包括以下内容。

（1）主食（粮谷类）为每日 250～400 克，其中粗杂粮 50 克左右。

（2）蔬菜为每日 500 克（叶菜和瓜类为主）。

（3）水果为每日 200 克左右（低含糖量水果为宜）。

（4）肉类为每日 50 克瘦肉（禽肉类为主，减少畜肉类）。

（5） 鱼虾为每日 50 克（海鱼为佳）。

（6） 蛋类为每周 3～4 个。

（7） 脱脂牛奶为每日 250 毫升。

（8） 豆类及豆制品为每日 25～30 克，相当于豆腐 100～150 克，或豆腐干 50～60 克，或豆浆 500～600 克。

（9） 烹调用植物油为每日 20～25 克。

（10） 食盐为每日低于 3 克。

四、生活方式指导

1. 饮食尽量清淡少盐，肥肉、油炸油煎食品尽量少吃；控制猪、牛、羊肉等畜肉摄入，可选禽肉，增加鱼类摄入。

2. 严格限制高钠食品的摄入，每天的食盐摄入量控制在 3 克以内，除了注意食盐和酱油限量外，还应注意鸡精、味精、罐头等高钠食品，尽量少吃或不吃加工食品。

3. 增加日常蔬菜、水果和奶制品摄入，尤其是绿叶菜、各种水果以及根茎蔬菜（如橘子、菠菜、马铃薯和香蕉）、低脂乳制品、豆类和坚果类，以增加钾、钙、镁的摄入。

4. 戒烟、戒酒。

5. 增加日常体力活动，坚持运动锻炼。运动处方具体方法参照《慢性心力衰竭心脏康复中国专家共识》。

五、营养教育

对心力衰竭患者及家属进行营养教育，健康膳食选择；会看食物营养标签；认识高盐食物，知道如何避免过高的盐分摄入量；认识运动的好处，监测体重；以及控制饮水量的重要性等。

六、具体饮食食谱举例

李先生，65 岁，身高 170 厘米，体重 75 千克，慢性心力衰竭病史 5 年，高血压病史 30 年，冠心病病史 20 年。既往体检未发现糖尿病、肺病及肾病等严重疾病。血压、心率控制尚可，心功能Ⅱ级。目前病情稳定，少许双下肢水肿，偶有活动后气促，现退休在家，生活规律，偶有外出就餐，已戒烟、戒酒，无特别饮食嗜好。

计算标准体重：170–105=65 千克。患者实际体重为 75 千克，超出标准体重 15%，体型评价为超重。BMI= 体重（千克）/身高（米）^{2}=25.95，属于超重。患者为老年男性，体型超重，有久坐习惯，体力活动水平低。

计算每日能量摄入量：按每千克标准体重需要 25 千卡能量计算，该患者每日总能量 65 × 25=1 625 千卡。考虑患者目前实际体重及饮食习惯，能量摄入量可按照 1 825 千卡（73 × 25）、1 750 千卡（70 × 25）、1 625 千卡（65 × 25）的梯度递减。为计算方便，可分别按照 1 800 千卡、1 700 千卡、1 600 千卡计算。根据减重情况与病情变化决定是否需要继续减少能量摄入量。

食谱举例，见表10-1。

表10-1　心力衰竭患者食谱举例

总容量：每日1 000~1 500毫升

餐次	食谱
早餐	低脂牛奶/豆浆250毫升 全麦面包/杂粮馒头50克（粗粮25克） 什锦小菜（西蓝花15克，芹菜15克，红萝卜15克） 油3克，盐1克
午餐	杂粮米饭100克（粗粮50克） 凉拌菠菜200克 冬瓜炒虾仁（冬瓜100克，虾仁100克）/清蒸鱼100克 油10克，盐1克
下午加餐	橘子/香蕉/苹果1~2个
晚餐	番茄鸡蛋鸡肉面（番茄150克，鸡蛋1个，鸡肉50克，面条100克） 炒青菜200克 油10克，盐1克

第十一章

中医养生食物在营养处方中的作用

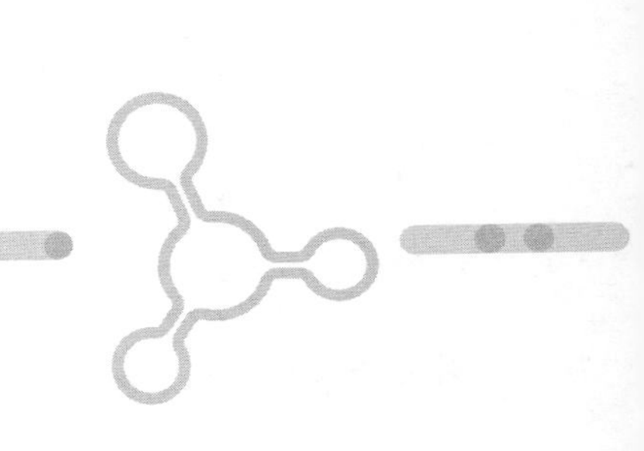

中医食养历史悠久，可追溯到远古时期的“药食同源”。那时，“茹毛饮血”“饥不择食”是人类生存的常态。随着人类改造自然能力的不断提高，出现“燧人始钻木取火，炮生为熟，令人无腹疾”，人类不仅从食物中获取营养，同时防止疾病，由此成为中医养生之萌芽。中医养生之食养即是利用食物以达到营养机体、维持健康、保健强身、延年益寿之目的，如《黄帝内经·素问·五常政大论》中记载：“谷肉果菜，食养尽之。”

中医食养历史悠长，古代医家通过长期医学实践和不断总结，逐渐形成完善的理论体系——中医食养学，其在世界中医养生中独具特色，源远流长。周朝即有食医，并为诸医之首，专管为帝王调配膳食，据《周礼·天官》中记载：“食医中士二人，掌和王之六食，六饮、六膳，百馐，百酱，八珍之齐。”现今临床医生如能在进行现代营养处方的制定时，了解中医食养并将中医药膳融入其中，必将使其更有利于满足国民对健康保健的需求，同时有利于推广和传播中华民族的优秀文化，为全人类的健康保健做出中国贡献。

第一节 中医养生的渊源

中医养生是在中医理论指导下，人类根据对自身生命活动的认识和理解，有意识地应用各种方法、技术、措施所进行的尽可能达到人类自然寿命期限的养护生命行为。中医养生历史悠久，养生一词，最早见于《庄子·养生主》中记载：“养，供养也，生，进也，象草木生出土上。”由此，单从字面而言，养生本意为以食供养生长，现在对养生的共识是保养人的生命。

早在上古时期，远古人民在与疾病斗争的实践中就开始了养生知识的积累。考古发现在距今170万年左右的元谋人已学会应用石制或骨制工具在身体上进行治疗，并已学会用火和保存火种。火的使用改变了人类茹毛饮血的生食习惯，在饮食养生中具有重要意义。使用火可以由生食到熟食，减少了许多消化道疾病和寄生虫病的发生。熟食较生食可缩短人体消化食物的过程，以吸收更多的营养改善人类体质。衣食住行是人类生存最基本的活动，先人除以火御寒、熟食，还筑巢穴以抵御风寒，便催生了环境养生的萌芽——远古人类通过不断改善居住环境以达到预防疾病目的。远古时期的养生实践对人类的繁衍生息做出了不可磨灭的贡献，伏羲的八卦理论发现了人与自然的规律，成为中医养生思维的核心。

春秋战国至三国时期，我国社会处在封建君主专制制度建立巩固与发展时期，先秦出现了“诸子风起，百家争鸣”的局面，诸子百家纷纷提出自己的养生理论，其中以《周易》、道家、管子和杂家的思想最具代表性。

《周易》中所蕴含的养生思想影响深远：①“天人合一”的整体观是《周易》思想的精髓之一，它的思想内涵在于天、地、人是和谐统一的，人类应遵循自然规律，应天时而动；②调和阴阳来维持机体平衡，达到“阴平阳秘，精神乃治”；③居安思危的预防观是其养生思想的理论渊源。道家的学术思想对后世中医养生学的发展影响颇深，其代表人物是老子、庄子。先秦时期养生思想还有管子的“精气说”，认为“精也者，气之精者也”，主张存精以养生。此外，管子还阐述了饮食起居方面的养生思想。先秦时期杂家学派代表作《吕氏春秋》，内容丰富，涉及许多养生的理论。

秦汉时期，随着佛教的兴起和道教的盛行，独尊儒学的局面被打破，形成儒释道并行之格局，对中医养生颇具影响。其中，道家养生思想对中医养生学的影响最为深刻。道家养生的核心是让人的生命活动符合自然规律而实现长生，重在道德即思想境界方面的修养和调摄。具体而言，守静的根本方法是“养气”，即通过形神相合、恢复本性、积德内敛等修炼来培植、净化、充实自己的生命精神，使体内之气与天地之气息息相通，内外交流，以追求人生自然的境界，去体悟天地自然之道的精神。

佛家思想从印度传入中国，其养生法早期附于道家养生法中，隋唐开始，作为独立流派分化出来。佛家注重“参禅”，禅蕴含着中国哲学思想的思维原则，更体现了中医养生文化。佛家养生术如达摩易筋经、天台宗六妙法门、宝瓶气、九节佛风等，旨在禅定修心，理论上以“见性”为主。佛家养生观念丰富了中医养生的内涵。

汉唐时期，出现了许多养生防病、延年益寿的论著。养慎理念是《金匮要略》养生思想的核心，提倡人们应该通过合理饮食、节制房室、精神调摄及适度锻炼、外避邪气等方法实现养慎，实现顺应自然、心身健康、适应社会的健康生活方式。董仲舒著《春秋繁露》强调天人合一，从整体养生观、精神养生观及运动养生观阐述和谐统一、修德养义及动以养形的养生理念。

宋金元时期，中医养生进入新的发展阶段，即中医养生完善期，养生理论及方法进一步丰富发展，饮食养生、药物养生、针灸养生理论研究更加深入，充实了中医养生理论，特别是理学对中医养生产生了积极影响，强调保持积极的生活态度对人身心健康的益处。在这个时期，出现了许多养生专著，反映了宋金元时期中医养生的发展状况及成就，如药物养生著有《太平圣惠方》《圣济总录》，针灸养生有《十四经发挥》《针灸资生经》《子午流注针经》《铜人腧穴针灸图经》，特别是出现了我国第一部营养学专著《饮膳正要》，除此之外，还出现了老年养生专著《寿亲养老新书》。

明清时期，印刷术和造纸术的普及推广极大地推动了中医养生思想传播与发展，中医养生理论日臻完备，养生思想多样化，养生更加注重综合调摄，运动养生、精神养生、药物饮食养生等各种专著的兴盛使得中医养生更加切实。在明代，随着“命门”学说的发展，养生强调命门真火的重要性，提倡养肾命养生。

近代，随着鸦片战争爆发，中医养生的发展遭受重创。同时，西方医学的传入对中医学也产生了很大的冲击。中华人民共和国成立后，建立了中医养生的服务机构，中医养生学旧貌换新颜。近几十年，随着国家机构设立、学术研究、人才培养等多方面举措的落实，中医养生学得到里程碑式的发展壮大。借助各种媒体，中医养生学知识大量普及，各类医疗和养老机构提供多种中医养生服务，中医养生学成为中国当前社会亮点。

第二节
中医养生药膳的作用

中医药膳是在中医理论指导下，将药物与食物进行合理的配伍，采用传统或现代加工技术制作而成的，具有独特色、香、味、形、效的食品。中医药膳食养学是中医理论体系的重要组成部分，因此其同样以阴阳五行学说为基础，以脏象、精气、津液、经络等中医基础理论为核心，以整体观念为指导思想，强调审因施膳，在尊崇药食同源的基础上，根据中药的四性五味归经进行合理配伍，达到理、法、方、食药浑然天成。

中医药膳是在中医整体观念和辨证论治基本思想指导下配制而成的。辨体施膳是中医辨证论治思想在中医药膳食养的具体应用，即药膳要有针对性，要根据实际情况，具体问题具体分析，因人的体质不同，分别施膳。体质是人体在生命过程中，在先天禀赋和后天获得的基础上表现在形态结构、生理功能和心理状态方面相对稳定的固有特性。中医药膳就是通过纠正体质的偏性而脱离证的潜在状态而进入真正的健康状态。因此，中医药膳的作用的关键在于施膳者对受膳者体质的辨识的精准程度，施膳者对药膳配方中的食药的性味归经熟练掌握并应用得当，从而使药膳的质量得到保障。其次，用膳者服用药膳时须谨守药膳的饮食禁忌原则，以使药膳收益最大化，规避因药膳不当使用产生的副作用，与现代营养处方有异曲同工之妙。

中医养生食物来源于动物、植物还包括少量的矿物，《黄帝内经》中就有记载："五谷为养，五果为助，五畜为益，五菜为充。"

五谷，泛指粮食类，包含了粮谷类、薯类及杂豆类食材，这类食物性味多甘，性平，能补能缓，有健脾和胃、补中益气、缓急止痛等功效，平不寒不热，适用人群广泛，多用于阳虚、气虚等体质的调养或预防脾胃虚弱所致的食少纳呆、神疲乏力、大便稀溏等症。

五菜，指所有的蔬菜，谷类食物的有益补充，起到辅佐谷气，疏通壅滞的作用，是中医养生食物中不可或缺的重要组成部分。蔬菜根据来源和食用部位不同，其性味功用也有一定差异。大多蔬菜性味多偏于寒凉，以清热除烦、利水渗湿、化痰止咳等功效为多见，但有例外，如韭菜、葱、蒜等蔬菜性味多甘、辛，性温，能温中散寒。野菜性多寒凉，具有清热解毒、凉血利尿等作用，主要用于热盛体质的调养，也可用于阴虚体质的调养和预防阴虚内热所致的泻痢、虚劳发热、目赤疼痛等症。大众食用较多的野菜有马齿苋、鱼腥草、苜蓿、蕨菜等。菌类因为味道鲜美，也是大众喜爱的餐桌上的美味佳肴，其性多甘平，甘能补能缓，有扶正补虚、健脾开胃等功效，平不寒不热，适用人群广泛。

五果，分为鲜果类和干果类。中国鲜果种类繁多，味道以酸甜多，性寒凉温热各异，多具益气、养阴生津、除烦止渴、化痰开胃消食、润肠通便等作用，多用于病后体虚、咳嗽、咳痰、津伤烦渴、食欲缺乏、肠燥便秘的调养。

五畜，是对畜肉在膳食中营养地位的概括。我国大多数人以食猪肉为主，少数民族地区有以食牛羊肉为主。畜肉一般以甘咸、甘温为多，味甘能补，助阳益气，咸入血分、阴分，可益阴血；温以祛寒。因此，畜肉类阴阳气血具补，适用于虚损劳倦、气血亏虚所致的体倦乏力、纳差泄泻等症。禽类为野生或人工饲养的鸟类的通称，禽类食物主要包含禽类的肉和内脏，是我国传统膳食中重要的组成部分。禽类食物味多甘咸、性平，其次为甘温，甘平益气，甘温助阳，功效以补益居多，禽肉细嫩易消化，对体弱年老者和儿童较为适宜。奶蛋类食物是指哺乳动物分泌的乳汁和禽类的蛋的总称，奶蛋类食物是平衡膳食的重要组成部分，是谷薯类食物的重要补充。此类食品营养丰富，生活中经常使用的是牛奶和羊奶，蛋类包括鸡、鸭、鹅、鹌鹑、鸽子等的蛋。蛋类食物一般味甘性平，作用和缓多具有补益作用，适合长期调补之用，该类食物大多可滋阴益气，养血润燥，多用于阴血亏虚、脾肾不足所致的消渴、燥渴、呃逆等。水产类食物包括以鱼类、甲壳类、软体动物为代表的各种水生食用动物及少量水生植物。这类食物以甘咸居多，具有滋气血和脾胃、利水湿、软坚散结的功效，用于气血不足、脾虚损失、瘿瘤等病症。

此外，调味品可以调和五味，去除食料的异味，增进食物的色香味，增加食物的营养，增进食欲，促进消化吸收，还具有杀菌消毒及延长保存期等作用。

中医药膳要达到预期效果除与药膳配制密切相关外，还要求用膳者遵守饮食禁忌。如《金匮要略》中所记载：“所食之味有与病相宜，有与身为害，若得宜则益体，害则成疾。”《本草纲目》中记载有关食宜禁忌：“青色宜酸，肝病宜食麻、犬、李、韭。赤色宜苦，心病宜食麦、羊、杏、薤。黄色宜甘，脾病宜食粳、牛、枣、葵。白色宜辛，肺病宜食黄黍、鸡肉、桃、葱。黑色宜咸，肾病宜食大豆黄卷、猪、栗、藿。肝病禁辛，宜食甘：粳、牛、枣、葵。心病禁咸，宜食酸：麻、犬、李、韭。脾病禁酸，宜食咸：大豆、豕、栗、藿。肺病禁苦，宜食：麦、羊、杏、薤。肾病禁甘，宜食辛：黄黍、鸡、桃、葱。”由此可见，使用中医药膳只有遵守膳食宜忌，才能确保疗效，规避毒性及副作用，从而增效减毒，达到药膳的预期效果。中医药膳历经数千年，经久不衰，日渐兴盛，得到世界不同地区人民的认可和推崇。因中医药膳能防病治病、增强体质，满足人们对健康的期盼和对生态养生的需求，必将展现出光明的发展前景。

第三节
时令节气饮食与健康

时令节气中的天时，包括一年四季气候的变化，即四季节律；六气二十四节气、昼夜时辰以及月之盈亏的变化，即月节律、昼夜节律和运气节律。

“民以食为天”，饮食与人类的生存息息相关。食物是供给机体营养物质的源泉，是维持人体生长、发育，保证生理功能正常和完成各种生命活动所必需的条件。饮食适宜，机体营养充足，则精力充沛，身体健康。自然界有阴阳风雨晦明六气，太过则引发人疾病，所以按时令节气变化调整生活行为才能保持健康。《黄帝内经》中提出四时养生及三因制宜养生思想，四时食养是四时养生的重要组成部分，时令节气饮食与健康密切相关。

春三月，始于立春，止于立夏，包括立春、雨水、惊蛰、春分、清明、谷雨 6 个节气，是阳气初生渐旺的季节。此时，阳气虽能生发万物，但尚未隆盛壮大称为少阳。春季饮食应顺应春令之气生发舒畅的特点，宜食辛甘发散之品以助肝之条达，如葱、姜、蒜、韭菜等。现代营养学研究大蒜有预防动脉硬化和高血压的功效。春季养肝还应避免肝气升发太过，宜减酸益甘以养脾气。

夏三月，始于立夏，止于立秋，包括立夏、小满、芒种、夏至、小暑，大暑6个节气。夏季自春季之后，阳气由弱转强，盛大于夏至之时，称为太阳。自然界阳气生发，天气炎热，心火容易亢盛，热易伤津，可以适度食用一些清凉解暑、泻火解毒的食物，如绿豆、西瓜、黄瓜、赤小豆等。夏季阳气在外，阴气内伏，消化液分泌减少，不利于消化食物，故饮食应清淡少油易消化，如荷叶粥、绿豆粥、冬瓜粥等。夏季人们大多贪凉喜冷，很容易摄取过多寒凉食物，损伤脾胃阳气，令人吐泻，或是产生内湿，或是消化不良。因此，进食生冷瓜果应有限度，不可过食而导致脾胃阳气受损。特别是高血压患者，过食肥甘厚腻，内生痰湿，阻滞经脉，清阳不升，浊阴不降而急性发作眩晕、头痛、胸闷等。饮食宜清淡，忌油腻，也可配制中医药膳方以降低发病阈值，如冠心病患者可在辨证施膳的原则指导下选用薤白粥、干姜粥等。

秋三月，起于立秋，止于立冬之前，包括立秋、处暑、白露、秋分、寒露、霜降6个节气。自夏季之后阳气盛极转衰，阴气在夏至之时由盛而长，因此，秋季属少阴。入秋以后，自然界阳气渐收，阴气渐长，与之相应，人体阴阳由“夏长”到“秋收”。秋季饮食应多食酸味食物，如石榴、苹果、葡萄、柚子、山楂等。秋季天高风急，地气清肃，五行属金，燥气当令，燥邪容易伤肺，鼻、咽、唇、口等清窍津液干燥，出现干咳少痰、皮肤瘙痒不适等症状，宜食养阴润燥食物，如梨、芝麻、甘蔗、藕、菠菜、蜂蜜、百合、莲子、银耳等。对此，《饮膳正要·四时所宜》中记载：“秋气燥，宜食麻以润其燥，禁寒饮食。”同时，由于在酷热的夏季人们易贪食生冷，会导致初秋出现脾胃功能减弱的现象，所以初秋食用富含营养又容易消化的食物，如鱼、豆类、新鲜蔬菜及水果等。此外，秋季应避免选择易使阳气发散的食物，不利于阳气收敛。

冬三月，始于立冬，止于立春之前，经立冬、小雪、大雪、冬至、小寒、大寒6个节气。秋季之后，阳气渐消尽而藏于地下，阴气由此长而主权当令，此时阴气较少阴更为壮大，故称为太阴。冬季万物潜藏，与之相应，人体阴精阳气潜藏，补益阴精阳气易于吸收，此时进补可达到强身健体、扶正固本的作用。可辨质施膳，阳虚者多食温阳食物如韭菜、羊肉等，阴虚者多食滋阴之品如银耳、鸭肉等，气虚者宜食人参、山药、大枣、莲肉等补气之品。另外，冬天可适当增加些"肥甘厚味"的食物，但不宜过多。应当遵循"无扰乎阳"的原则，以滋阴潜阳、温补的饮食物为主。冬季容易出现皮肤干燥，饮食中补充各种维生素也十分重要，特别应注意维生素C的含量。减少食盐摄入量可以减轻肾脏的负担。

类比一年分为四时，《灵枢·顺气一日分为四时》中将一日也分为四时："一日分为四时，朝则为春，日中为夏，日入为秋，夜半为冬。"

除此之外，古人还将一天分为十二时辰，十二时辰对应不同的脏腑。《灵枢·邪客》中记载："天有六律，人有六腑。""人之和与天地道也，内有五脏，以应五音、五色，五时、五味，五位也，外有六腑以应六律，六律建阴阳诸经而合之十二月、十二辰、十二节，十二经水十二时，十二经脉者，此五脏六腑，所以应天道。"以此时辰节律指导人规律饮食以保持健康的饮食习惯。如《养病庸言·六务》中记载："早餐必在寅卯之间，中餐必在午前，晚餐必在戌前，此精其时也。"《老老恒言·饮食》中记载："日中而阳气隆，日西而阳气虚，故早饭可饱，午后即宜少食，至晚更必空虚。"

另外，当某一脏腑功能失常，会在相应的时辰有所表现，应用于临床，可以通过纠正不良的饮食习惯促进健康。如辰时（7:00—9:00），称为“食时”，为胃主时，此时胃的受纳腐熟功能旺盛，选择此时早餐最为适宜。再如，亥时（21:00—23:00），又称“人定”，为三焦主时，人体要减少活动，包括避免进食，休息睡眠。如果有在此时进食的习惯会影响三焦通行元气运行水液从而损害健康，如《备急千金要方》曰“饱食即卧乃生百病”。

《灵枢·岁露论》中记载：“人与天地相参也，与日月相应也。”月节律对人的健康也有一定的影响，如《素问·八正神明论》中记载：“月始生则血气始精，卫气始行；月郭满，则血气实肌肉坚；月郭空，则肌肉减，经络虚，卫气去，形独居。”新月在阴历初一前后，是肺心病、冠心病、心肌梗死、脑梗死易发生和加重时期，患者可选用薤白粥、姜葱粥等中医药膳避免风寒邪气侵袭。上弦月和下弦月均处于月周期涨落潮的中间段，这段时间是支气管炎、肺炎、病毒性肝炎、慢性胆囊炎等感染性疾病易发和加重期。体虚易感风邪的气管炎患者，可在辨证的基础上选用白果腐皮粥、燕窝粥等药膳；患有慢性胆囊炎的人在弦月前不吃油腻肥甘之物。月圆时人容易精神亢奋，情绪激动，会引起头痛、失眠、多梦和睡行症等病症的高发，而精神不太正常者常在月夜发作，在辨证施膳指导下可选用梅花粥、橘皮粥、百合龙眼粥等。

月节律对人的影响最为典型的是女性月经的周期，李时珍《本草纲目·妇人月水》中记载：“女子，阴类也，以血为主。其血上应太阴，下应海潮。月有盈亏，潮有朝夕，月事一月一行，与之相符。故谓之月信、月水、月经。”女性月经与气血运行有关，其周期变化与月节律的变化极为相似。现代研究发现，大部分月经来潮时间在盈月。按照月节律调整女性的饮食以调整患者的气血辅助月经不调、痛经的治疗，痛经者在月经

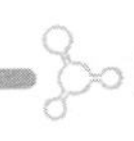

来潮前可食用补血活血的食物，如大枣、藕、木耳、豆腐皮、高粱、羊肉、苹果等。月经期应少食多餐，保持大便通畅，以免因便秘引起盆腔和下半身充血引起气血不畅，从而诱发痛经和增加疼痛感。尽可能多吃些香蕉、芹菜、番薯等富含膳食纤维的食物，以润肠通便。月经期间避免食用酒、咖啡、浓茶及辛辣刺激性食物。该类食物辛散耗伤气血，忌生冷，包括冷饮、生拌菜、田螺、蚌肉等，因生冷食物易致血流不畅从而诱发或加重痛经。宜食温性食物，如红糖、大枣等甘味食物，甘能补，能缓急止痛，减轻疼痛症状。月经期易损耗血液，宜多食含铁量高和具补气养血功效的食物，如蛋黄、豆类、动物肝、油菜、芹菜、鸡、鱼、肉、虾、大枣、小米、芝麻、龙眼等。另外，可在辨明体质的基础上，选择不同的食物调整，如虚寒者宜温补，宜多食龙眼、大枣、羊肉等；虚热者宜清补，宜多食瘦肉；实热者食以清淡、易消化为好，忌食用滋腻、温热动火之物，如猪蹄、大蒜、辣椒、羊肉等，可多食胡萝卜、番茄、青菜、百合等富含糖类和维生素的食物。

时令节气中的天时，除了包括一年四季气候的变化、日节律及十二时辰、月节律外，运气节律，即五运六气变化规律，与人体的身体健康密切相关。每年五运六气不同气候变化各异，对人体健康影响也不同，掌握运气节律，可以预测未来的气候对人体健康的影响，相应在饮食上加以调节，可以达到防病的目的。

综上所述，人的生长离不开天地之气，所以天地之气的气候物象会对人体健康产生影响。人生活在天地之间，要认识时令节气对人健康的影响，掌握自然界的规律，顺四时，适环境，调阴阳避害趋利，益寿延年。